Atmen

Entspannen, den Fokus finden und Sachen anpacken

Michael Townsend Williams

Aus dem Englischen
von Cornelius Reiber

ATLANTIK

Für Jonathan

Die Originalausgabe erschien 2015 unter dem Titel
Do Breathe im Verlag The Do Book Company, London.

*Atlantik Bücher erscheinen im
Hoffmann und Campe Verlag, Hamburg.*

1. Auflage 2019

www.hoca.de *www.atlantik-verlag.de*

Satz: fuxbux, Berlin
Gesetzt aus der Gazette LT, der DIN OT und der Flood
Druck und Bindung: Friedrich Pustet, Regensburg
Printed in Germany
ISBN 978-3-455-00592-9

HOFFMANN UND CAMPE

Ein Unternehmen der
GANSKE VERLAGSGRUPPE

ATME EIN …

Inhalt

Einführung

Ich befand mich in Marley's Bar in Kuala Lumpur und tanzte zu »Every Breath You Take« von Sting, als mir Tränen über die Wangen liefen. Mein Bruder Jonathan, gerade einmal 31 Jahre alt, war unglücklich vom Balkon seiner Wohnung im 15. Stock gestürzt, er war sofort tot. Einen Tag später war ich dort, um zusammen mit meinem Cousin Nigel alles Notwendige zu regeln. Ich hatte in dem Moment noch keine Ahnung, dass dieses tragische Ereignis mein Leben grundlegend verändern sollte.

Bis dahin hatte ich in der Werbung gearbeitet. Ich war kein cooler Werber. Eher ein meistens betrunkener. Ein Typ, der in der Firma die Sachen so weit hinbekam, dabei aber alkoholabhängig war und notdürftig ein Leben kaschierte, das eigentlich außer Kontrolle geraten war. Wenn es hart auf hart kommt, wachen wir auf. Das Leben ist kurz. Ich begriff, dass ich meinen Trott hasste und wollte ihm entkommen. Aber wie?

Ich hatte keine Ahnung, was ich eigentlich machen wollte. Die Sucht beraubt einen der Interessen und Hobbys, bis nur noch sie selbst übrig ist, und, wenn man Glück hat, ein langmütiger Partner. Als ich langsam nüchtern wurde – wortwörtlich und nach dem Prozess der Trauer –, erschien eine vergessene

Leidenschaft wieder auf der Bildfläche: Yoga. Das war immer meine Art gewesen, mit Stress und Depression umzugehen, und Yoga ist für mich zu einer Zuflucht geworden.

Während eines Familienurlaubs im Monkton Wyld Court, einem Gemeinschaftszentrum nahe Lyme Regis in Dorset, fand ich mich einmal unerwartet in der Rolle des Lehrers wieder, und schnell waren nicht nur Kerze und Räucherstäbchen, sondern auch ein Ort in meinem Herzen entzündet. Ich hatte meine Bestimmung gefunden, oder vielleicht meine Bestimmung mich?

Seit 2002 unterrichte ich Yoga, an Orten wie der National Portrait Gallery, der National Gallery, der Tate Britain, aber auch in regelmäßigen Klassen.

Ich habe verschiedene Workshops und Kurse in spirituellen Zentren geleitet. Es ist meine Liebe zum Yoga, aus der mein Bewusstsein für die Kraft des Atmens hervorging.

Ein Bewusstsein für unseren Atem verbindet uns in besonderer Weise mit unseren Bewegungen, Gedanken und Gefühlen. Unsere Art zu atmen spiegelt unsere Lebensweise wider. Tiere, die schnell atmen, sterben früh. Tiere, die langsam atmen, leben länger. Und wir alle könnten etwas langsamer machen, oder?

> **»Wenn ich meine Ratschläge für ein gesünderes Leben auf nur einen einzigen beschränken müsste, dann wäre es einfach der, richtig atmen zu lernen.«**
>
> —
>
> Dr. Andrew Weil

Alles Existierende hat einen eigenen Rhythmus. Vom Licht, das in Wellen von fernen Planeten zu uns gelangt, bis hin zu unserem Herzschlag ist alles in der Natur miteinander verbunden.

Unser Atem ist vielleicht die stärkste verbindende Kraft überhaupt. Er verbindet uns mit unserem Planeten. Wenn wir ausatmen, atmen die Pflanzen ein. Unser Atem verbindet unsere Körper mit unserem Geist – wenn wir entschleunigen, denken wir besser.

> **»Atmen bildet die Basis, auf der alles andere – Gesundheit, Glück, Wahrnehmungs- und Leistungsfähigkeit, Erfolg und Einfluss – aufbaut.«**
>
> Dr. Alan Watkins

Das Do Book *Atmen* ist in drei Teile gegliedert. Der erste Teil, Vorbereiten, soll dich sowohl mental als auch körperlich mit den Grundlagen für ein besseres Leben vertraut machen. Hier gibt es wiederum drei Abschnitte: Atmen, Organisieren und Mut.

Der zweite Teil, Üben, soll deinen Geist und Körper auf ganz praktische Art in Bewegung bringen und dich so Augenblick für Augenblick, Tag für Tag, stärken. In diesem Abschnitt wird es um Achtsamkeit, Energie und Fokus gehen.

Schließlich der dritte Teil: Vollbringen. Die drei Kapitel Flow, Gewohnheiten und Welldoing sollen dir helfen, die Höhen und Tiefen deines Lebens besser zu bewältigen und für sinnvolle Veränderungen zu sorgen.

Also, bist du bereit, dir ein besseres Lebensgefühl zu eratmen?

VORBEREITEN

1
Atmen

»Sowie du am Morgen aufgewacht bist,
denke als Erstes darüber nach, welch
köstlicher Schatz es doch ist, zu leben, zu atmen,
zu denken, sich freuen zu können. Du gewinnst
eine Glück verheißende innere Haltung.«

—

Marc Aurel

Der römische Kaiser Marc Aurel schrieb diese Zeilen auf dem Schlachtfeld ca. 170 n.Chr. Er glaubte daran, dass ein klarer Geist es uns ermöglichte, in Harmonie mit dem »Logos« zu leben – dem Sinn für eine universelle Ordnung. Für einige Philosophen der Antike war diese Harmonie göttlich, für andere ein Prinzip der Ordnung und des Wissens. So oder so amüsiert es mich, dass das Wort »Logo«, das jahrelang fest zu meinem Alltag als Werber gehörte, seinen Ursprung in der Philosophie und Selbsterforschung hat.

Harmonie, Ordnung und ein klarer Geist sind nur schwer zu fassen. Auf den heutigen wirtschaftlichen Schlachtfeldern sind unsere Feinde vor allem von uns selbst erschaffene: Stress, Druck, Schlafmangel, ungesundes Essen, zu viel Alkohol, zu wenig Ruhe … Du weißt schon.

Wenn du morgens aufstehst, fühlst du dich also wahrscheinlich müde und reizbar. An das Atmen und den Wert des eigenen Lebens denkst du nicht unmittelbar. Wäre es nicht erfrischend, wenn das anders wäre?

Warum Atmen?

Von unserem ersten bis zum letzten Atemzug atmen wir im Leben durchschnittlich insgesamt ungefähr 600 Millionen Mal ein und aus. Wir empfinden es als selbstverständlich. Es geschieht halt einfach, oder? Keine große Sache. Wir atmen Sauerstoff ein und Kohlendioxid aus. Mein Sohn fragte mich: »Wie willst du ein ganzes Buch darüber schreiben, Papa?«

Es geht beim Atmen aber um viel mehr als das.

Unser Atem ist das entscheidende Bindeglied zwischen unserem Geist und unserem Körper. Als System funktioniert einzig und allein der Atem sowohl bewusst als auch unbewusst und wirkt sich auf alle anderen Systeme im Körperinnern aus (die Verdauung, das Immunsystem, das Herz, die Nerven, das Gehirn usw.). Außerdem reflektiert und beeinflusst unser Atem die Bewegungen des Geistes. Unser Atem ist zugleich auch der konstante Begleiter auf unserem Lebensweg. Wäre es dann nicht sinnvoll, zu erfahren, wie man besser atmet?

Fangen wir mit zwei Mechanismen an, die der menschliche Körper entwickelt hat, um uns bei der Bewältigung der Herausforderungen des Lebens zu helfen.

Die Stressreaktion

Unsere Körper sind darauf ausgelegt, einen Gleichgewichtszustand aufrechtzuerhalten. Der medizinische Fachbegriff dafür ist »Homöostase«. Unsere Körper versuchen, die richtige Temperatur, die richtigen Mengen Sauerstoff und Kohlendioxid, einen ausgeglichenen Säure-Basen-Haushalt, die richtige Menge Schlaf und einiges mehr aufrechtzuerhalten. Gefahren für dieses Gleichgewicht werden »Stressoren« genannt –

ausgelöst werden sie beispielsweise durch einen Angriff eines Tieres oder Hunger aus Nahrungsmangel. Unsere angeborene »Kampf- oder Fluchtreaktion« setzt Adrenalin und unzählige andere Hormone frei, um uns aus der Klemme zu helfen. Sie entstand zunächst als Schnelllösung in Extremsituationen. Unsere Körper sind aber schlicht nicht dafür geschaffen, solche Erfahrungen allzu häufig zu machen.

Heutzutage löst jedoch schon die alltäglichste Krise, wie das Verpassen eines Zuges, Kampf, Flucht oder auch eine dritte Reaktion aus, das Erstarren. Wir überreagieren die ganze Zeit und zahlen den Preis dafür: mit Herzkrankheiten, Depressionen und Übergewicht, aber auch mit Problemen bei der Arbeit und kaputten Beziehungen. Die Weltgesundheitsorganisation WHO nennt Stress die »Epidemie des 21. Jahrhunderts«.

Die Entspannungsreaktion

Kontrolliertes tiefes Atmen führt erwiesenermaßen zur »Entspannungsreaktion« des Körpers. Wie bei der Stressreaktion werden Hormone im Körper ausgeschüttet; diese Hormone führen allerdings zur Senkung der Herzfrequenz, zur Muskelentspannung, Beruhigung der Nerven und Stärkung unseres Immunsystems. Sie schaffen zudem die besten Bedingungen für eine gute Verdauung des Essens. Aber wie oft verstärken wir den Stress noch, indem wir schnell am Schreibtisch ein Sandwich hinunterwürgen, was zu Verstopfung führt und den Druck auf unsere Körper erhöht?

Die beiden Reaktionsweisen bedingen sich gegenseitig: ob wir gestresst oder entspannt sind, wirkt sich auf unsere Atmung aus, und unsere Atmung bedingt wiederum, wie sehr wir uns gestresst oder entspannt fühlen. Mit einem stärkeren Bewusstsein für unsere

Atmung lassen sich frühe Anzeichen von Stress (flaches oder schnelles Atmen) einfacher feststellen und die Entspannungsreaktion einleiten, um ihn zu mildern.

> **»Mit nur einer Minute konzentrierten Atmens ist es möglich, das Stresshormon Cortisol vollständig aus dem Blutkreislauf zu entfernen.«**
>
> —
>
> Tony Schwartz, Harvard Business Review (2012)

Der »Körpergeist«

Vielleicht ist dir schon aufgefallen, dass ich die Wirkungen vom Atmen, Stress und Entspannung mal auf den Geist beziehe und mal auf den Körper. Es gibt diese Trennung nicht, sondern nur einen »Körpergeist«. Dein Körper wirkt sich auf deinen Geist aus und dein Geist auf deinen Körper. Viel zu oft hören wir aber auf das neurotische Geplapper unseres Geistes und ignorieren die Bitten unseres Körpers: »Bitte ruhe, bitte bewege dich, bitte iss ...« Wenn wir anfangen, auf unseren Geist, unseren Körper und unsere Atmung zu achten, können wir hingegen ein wirklich tragfähiges Fundament für einen besseren Alltag und ein besseres Leben schaffen.

Atme wie ein Baby

Hast du Kinder? Erinnerst du dich daran, wie du ihnen beim Schlafen zugeschaut hast und sich ihre Bäuche ganz natürlich hoben und senkten? Erinnerst du dich an ihren ersten Atemzug? Als ich neulich einen Vortrag hielt, stellte ich meinen Atem-Guru vor, indem ich das Bild eines Babys zeigte – denn Babys sind die besten Atmer. Geist und Körper sind bei ihnen eins. Sie atmen gut, weil sie als Menschen dafür geschaffen sind. Wir können viel von ihnen lernen. Atme aus dem Bauch, atme durch die Nase. So einfach ist das. Wer weiß, vielleicht lernst du dann auch, wie ein Baby zu schlafen.

Wie atmest du jetzt gerade?

Wenn gutes Atmen so etwas Natürliches ist, warum verlieren wir dann das Gespür dafür? Wann hast du das letzte Mal darauf geachtet, wie du atmest? Hast du schon einmal wahrgenommen, wie sich der Atem auf deine Gefühlslage auswirkt? Wie fühlt es sich in diesem Moment an? Was bemerkst du? Atmest du durch die Nase oder durch den Mund? Spürst du, wie sich dein Bauch hebt und senkt? Wie sich dein Brustkorb hebt und weitet? Vielleicht hältst du sogar gerade den Atem an?

Der erste Schritt zur Verbesserung der eigenen Atmung ist die Bewusstheit. Mach es dir immer deutlicher bewusst, wie du atmest und wie sich dein Atem unter verschiedenen Bedingungen verändert. Folge nicht nur diesem Buch, folge deinem eigenen Atem – er ist dein bester Lehrer.

Die drei Schlüssel zum guten Atmen

Es gibt viele Atemtechniken und -übungen, sowohl in der östlichen als auch der westlichen Tradition. Du wirst einigen von ihnen im Laufe des Buches begegnen. Die Grundlagen sind aber ganz einfach.

1. **Atme aus dem Bauch heraus aus und ein.** Wenn du aus dem Bauch atmest, fühlst du dich zentrierter und sicherer. Diese Zwerchfellatmung (ich nenne sie Bauchatmung) ist wirksam und,

sobald sie beherrscht wird, ganz einfach und natürlich.

2. **Atme durch die Nase ein und aus.**
   Die Nase ist für das Atmen regelrecht geschaffen. Die kleinen Haare in den Nasenflügeln filtern Partikel aus der Luft. Die Nasenhöhle dahinter kühlt oder erwärmt die Luft auf eine Temperatur, die höchstens um ein Grad von der Körpertemperatur abweicht. Abgesehen von besonderen Situationen, wie bei intensivem Sport, ist die Nase besser zum Atmen geeignet als der Mund.

3. **Atme ein wenig länger aus, als du einatmest.**
   Das Ausatmen ist mit der Entspannungsreaktion des Körpers verbunden, da es den parasympathischen Anteil des autonomen Nervensystems stimuliert. Wenn du dich im Gleichgewicht befindest, kannst du zu gleichen Teilen ein- und ausatmen. Meiner Erfahrung nach sind aber die meisten von uns häufiger gestresst, sodass ein wenig mehr Ausatmen bei jedem Atemzug sinnvoll ist.

Die Vorteile

Die Reduktion von Stress und die Förderung von Entspannung sind nicht die einzigen Vorteile einer guten Atmung. Forschungsergebnisse belegen, dass kontrolliertes Atmen den Blutdruck und die Herzfrequenz senken kann. Laut der Weltgesundheitsorganisation WHO sind Herz-Kreislauf-Erkrankungen weltweit die häufigste Todesursache. Es könnte also nützlich sein, dich mittels deines Atems um dein Herz zu kümmern. Darüber hinaus wurde nachgewiesen, dass gutes Atmen die Gehirnaktivität verbessern kann. Durch regelmäßige Atemübungen wachsen Hirnareale, die mit Aufmerksamkeit und der Verarbeitung sensorischer

Informationen assoziiert sind. Wenn du die Stressreaktion verringerst, wirkt sich das positiv auf den präfrontalen Cortex aus. Dort werden im Gehirn Entscheidungen getroffen – und die Atmung begünstigt das Denken.

Weitere Forschungen kommen zu dem noch erstaunlicheren Ergebnis, dass die Atmung die Genexpression beeinflussen kann. Herbert Benson, der in den siebziger Jahren den Begriff der »Entspannungsreaktion« geprägt hatte (sein Buch trägt denselben Titel), veröffentlichte 2008 mit Kollegen eine Studie, die zeigte, wie die Gene, die unsere Reaktion auf Stress beeinflussen, durch entspannte Atemtechniken verändert werden können. Wenn du also das nächste Mal atmest, erinnere dich daran, wie wichtig es ist – für dein Herz, dein Gehirn, deine Gene und nicht zuletzt dein Wohlbefinden. Und das ist noch nicht alles, wie du im Laufe des Buches feststellen wirst.

Übe dich darin, besser zu atmen

- Lege dich in einem relativ stillen Raum auf den Rücken. Schließe die Tür, stelle dein Handy auf Flugmodus.
- Wenn es unbequem für dich ist, ziehe die Knie nach oben, die Füße stehen auf dem Boden. Dadurch unterstützt du den unteren Rücken.
- Lege dir ein gebundenes Buch auf den Bauch.
- Jetzt versuche, durch die Nase ein- und auszuatmen, und das Buch mit dem Bauch zu heben und zu senken. Wenn sich deine Brust während der Atmung hebt und senkt, lege eine Hand flach auf den Brustkorb und drücke ihn fest nach unten, um den Einsatz des Bauches zu fördern.

- Wenn du einatmest, hebt sich der Bauch. Wenn du ausatmest, senkt sich der Bauch (ziehe den Bauch dabei in Richtung Boden). Atme durch die Nase ein und aus. Wenn du im Rhythmus angekommen bist, verlängere das Ausatmen. Zähle beim Einatmen bis drei und beim Ausatmen bis sechs. Wenn dir das schwerfällt, dann zähle einfach so lange du kannst.
- Bleibe für mindestens fünf Minuten so liegen. Du kannst dafür den Wecker deines Handys stellen.

Was du dir merken solltest

1. Atme mit dem Bauch ein und aus.
2. Atme durch die Nase ein und aus.
3. Atme ein wenig länger aus als ein.

Versuche, anstatt wie ein Baby zu schlafen, wie eines zu atmen. Und du wirst nicht nur automatisch besser schlafen, auch dein Wohlbefinden und deine Konzentration werden sich verbessern.

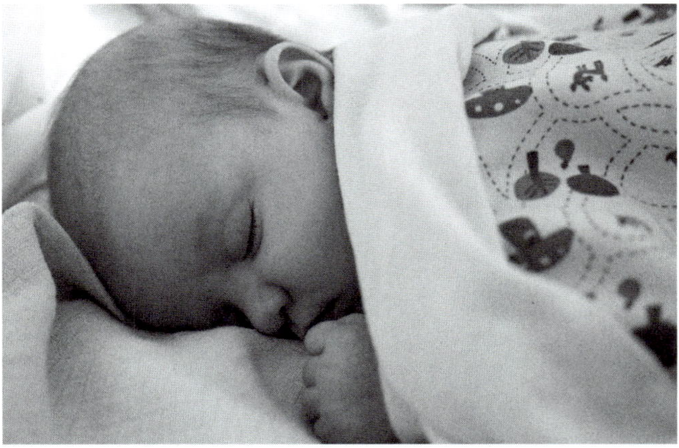

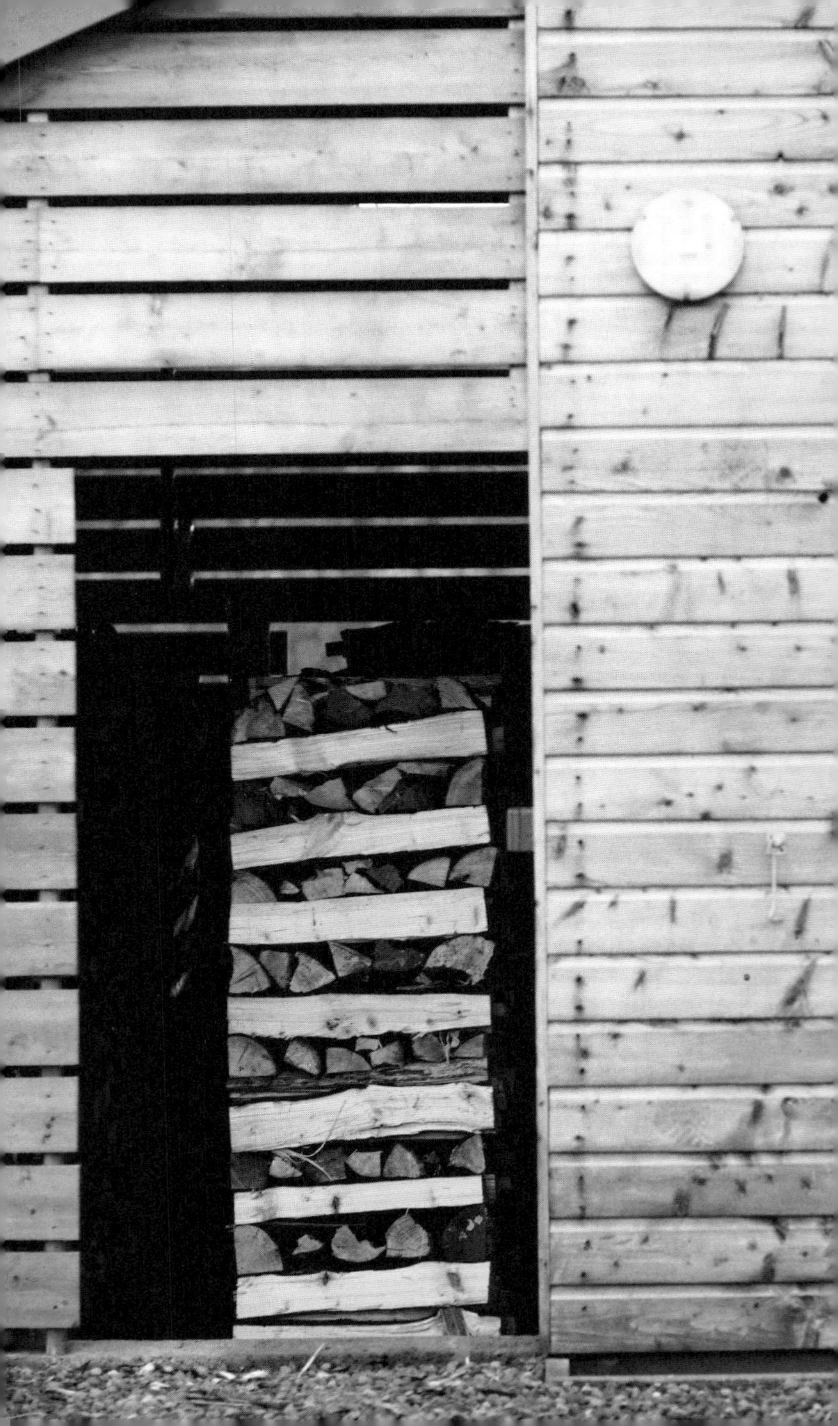

2

Organisieren

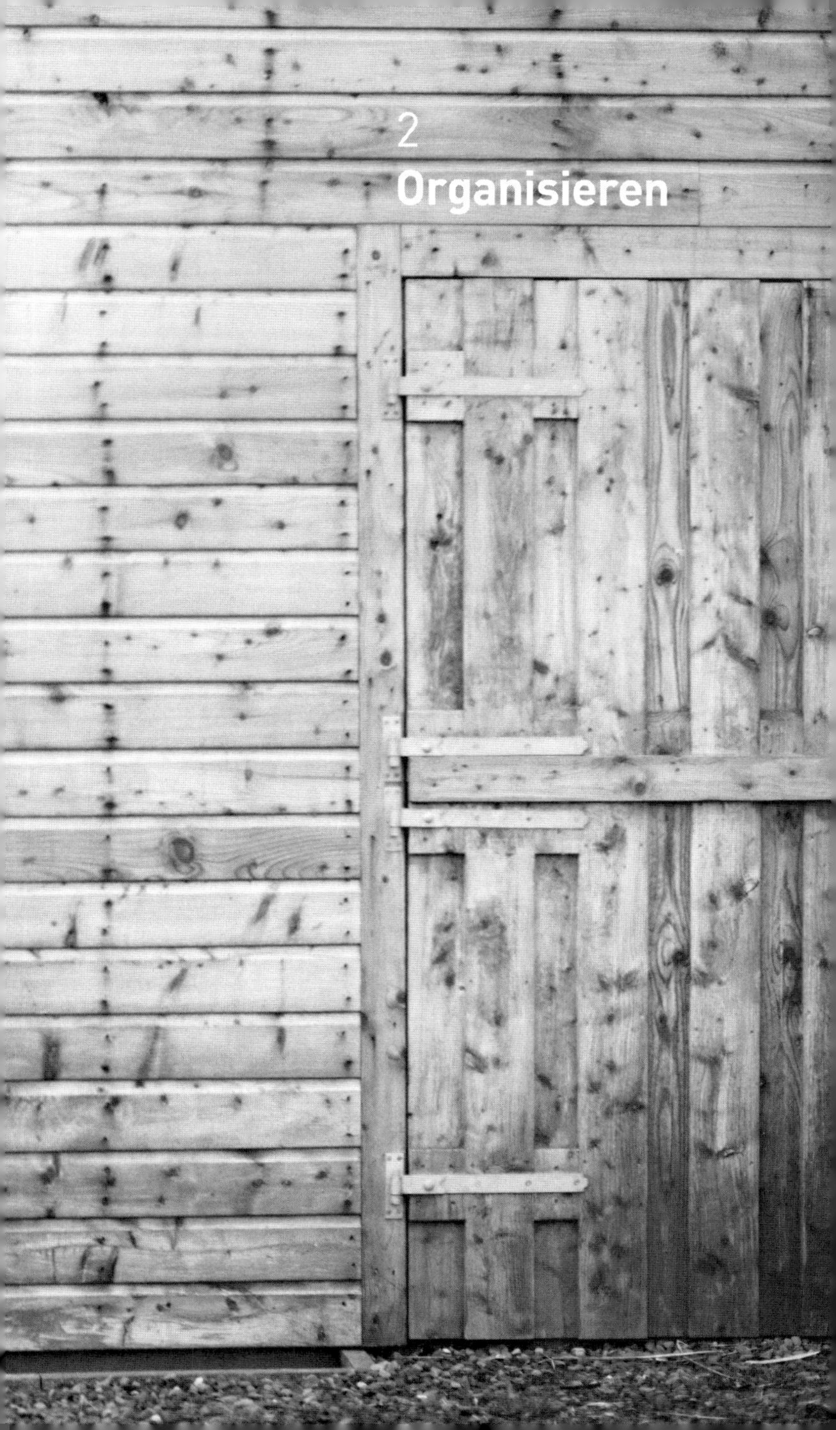

»Angst wird durch einen Mangel an Kontrolle, Organisation, Vorbereitung und Handeln ausgelöst.«

David Kekich

Die Autorin und Beraterin Linda Stone hat den Begriff der »E-Mail-Apnoe« geprägt, weil sie herausfand, dass Angestellte durch ihren E-Mail-Posteingang so unter Stress gerieten, dass sie zeitweise ihren Atem anhielten. Flaches oder unregelmäßiges Atmen, Angstgefühle und Energiemangel sind Anzeichen dafür, dass dein Kopf möglicherweise zu viele Informationen behalten muss.

Wir bilden uns gern ein, dass Stress und Angst in unserem Leben durch äußere Ursachen ausgelöst werden. Manchmal scheint sich die ganze Welt gegen uns verschworen zu haben. Die Gründe können Geld oder dessen Mangel sein, unsere Arbeit, unsere Partner, unsere Kinder … das Wetter, der Zug, der Verkehr … unsere nachlassende Gesundheit, unsere Computer, unsere Handys … ihr versteht schon. Um es mit einem abgewandelten Zitat von Jean-Paul Sartre zu sagen: »Der Stress, das sind die anderen.«

Das mag stimmen, bringt uns aber nicht weiter. Wir springen zwischen einzelnen Aufgaben hin und her. Wir sagen ja, wenn wir nein sagen wollen. Wir finden Sachen nicht, wenn wir sie brauchen. Wir vergessen Termine. Wir benutzen unseren Posteingang als To-do-Liste. Und als Ablagesystem. Wir gehen dauernd zu Facebook, Twitter, Instagram, Pinterest, Tumblr, Google+ ... Okay, vielleicht nicht zu allen. Unsere Handys senden Push-Nachrichten und vibrieren, unsere Computer, Öfen und Spülmaschinen geben uns ununterbrochen Signale. Das Leben scheint sich unserer Kontrolle zu entziehen. In Wahrheit bist *du* außer Kontrolle geraten.

Zu den stärksten Motivatoren gehören für mich die Klarheit und die innere Ruhe, die sich einstellen, wenn man besser organisiert ist. Unser Geist ist für die Menge an Informationen nicht gemacht, deren Verarbeitung wir von ihm erwarten. Neurowissenschaftler bezeichnen unsere Fähigkeit, Dinge in unserem Arbeitsgedächtnis zwischenspeichern zu können, als »kognitive Belastung«. Wenn wir uns überfordern, kommt es zu einer »Informationsüberflutung« – wir können dann nicht mehr klar denken, fällen schlechte Entscheidungen, fühlen uns gestresst, und die Qualität unserer Atmung lässt nach. Die beste Art, diesem Zustand zu begegnen, ist der sogenannte »Mind Sweep«, bei dem du deinen Kopf freibekommst; am Ende dieses Kapitels findest du eine Übung, die dir zeigt, wie das geht.

»Aber kreativen Menschen tut das Chaos gut!«, höre ich dich einwenden. »Organisation ist was für langweilige Menschen.« »Ich habe keine Zeit, mich zu organisieren.« »Irgendwann werde ich genug verdienen, um jemanden dafür zu bezahlen, dieses ganze Zeug für mich zu erledigen.«

Ich weiß, wie es in dir aussieht. Ich habe das auch geglaubt, bis ich es eines Tages satthatte, dauernd gestresst zu sein, Angst zu haben und die Dinge nicht geregelt zu kriegen. Ich entschloss, es zu ändern.

Die Kunst des Tuns

Keiner lehrt uns die Kunst des Tuns. Wir werden in der Schule ins kalte Wasser geworfen, schaffen es irgendwie, an der Universität nicht zu ertrinken und kraulen schließlich wild durch unser Arbeitsleben. Der Schwerpunkt liegt auf den Ergebnissen, nicht auf dem Weg dorthin. Die Lösung für unser Chaos wird uns in Form von Büchern, Apps, Ordnungssystemen, schön gestalteten Schreibwaren und individuell entworfenen Stiften verkauft. Und wir kaufen sie eifrig. Aber leider entlasten sie uns nur kurz – weil die einzige Lösung für unseren Mangel an Organisation die Organisation ist!

Wenn du also widerwillig zu akzeptieren beginnst, dass du es bist, der sich verändern sollte, dann bist du auf dem richtigen Weg. Und es geht nicht allein darum, mehr zu tun; mit der Kunst des Tuns wirst du dir auch die Kunst des Seins erschließen. Dieses Kapitel macht dich mit einem vereinfachten Ansatz vertraut, den ich entwickelt und bereits häufig im Coaching angewandt habe. Es ist kein vollständiger Leitfaden, aber du kannst das Folgende als Ausgangspunkt benutzen, um von dort weiterzumachen. Weitere Ressourcen findest du am Ende des Buches.

SORGE für das, was du tust

Der einfache Rahmen, den ich selbst und mit meinen Klienten beim Coaching benutze, ist die ›S-O-R-G-E‹ für das, was sie tun:

Sammeln – **O**rdnen – **R**eflektieren – **G**edanken sortieren – **E**rledigen

Sammle deine Sachen zusammen

Im Moment hast du wahrscheinlich zwei oder drei E-Mail-Accounts, Post erhältst du zu Hause und bei der Arbeit, SMS-Nachrichten auf das Handy, Nachrichten über die Messenger der sozialen Medien, Voicemails auf das Handy und den Anrufbeantworter zu Hause (falls du so etwas noch hast), Dokumente stapeln sich auf deinem Schreibtisch. Notizen hast du auf einem Block (oder mehreren), auf der Schreibunterlage steht diese eine wichtige Telefonnummer (irgendwo), Visitenkarten und Belege sammeln sich in deinem Portemonnaie, der Entwurf für eine Präsentation wurde ebenfalls um Notizen ergänzt, weitere Notizen speicherst du in deiner Notizen-App auf dem Handy, dort auch Fotos von Sachen, die dir gefallen haben, und dann gibt es noch unzählige brillante Ideen in deinem Kopf.

Beginnen wir den Prozess also mit dem Filtern des Inputs in deinem Leben:

- Richte dir nur einen Posteingang für alle Mails ein.
- Benutze ein physisches Posteingangsfach zu Hause und eines bei der Arbeit.
- Habe ein tragbares Postfach bei dir (ich mag diese durchsichtigen Taschen mit Reißverschluss).
- Verwende einen Laptop.
- Verwende eine App auf deinem Handy, die deine Sachen ordnet.

Jetzt deaktiviere alle Benachrichtigungen – ja, richtig: alle (na gut, jeder darf eine einzige Ausnahme machen). Keine Symbole auf dem Handy für 2000 ungelesene E-Mails, 43 entgangene Anrufe, 17 Benachrichtigungen von Facebook und 62 ungelesene Artikel zum Lesen für später. Kein Vibrationsalarm. Keine akustischen Signale. Keine unnötigen Unterbrechungen.

Gewinne die Kontrolle zurück. Du entscheidest, worauf sich deine Aufmerksamkeit richtet. Du bist dafür verantwortlich. Falls das einigen Leuten, mit denen du arbeitest, nicht gefällt, sage ihnen, dass du das nur machst, um besser arbeiten, gestalten und denken zu können, und dass sie, wenn sie ein Problem damit haben, vielleicht bei sich selbst etwas verändern sollten. Sei klar und bestimmt.

Ordne die Dinge systematisch

Häufig können Leute, die sich besser organisieren wollen, anfänglich sehr gut Ordnung schaffen, scheitern dann aber daran, diese auch beizubehalten. Meistens haben sie nämlich keine wirklichen Entscheidungen getroffen oder ein systematisches Vorgehen gewählt. Wenn du einen einfachen Schritt, wie den der Vereinfachung aller Inputs in deinem Leben, einfach immer gehst, wird er zu einer Gewohnheit. Was zu tun ist, bedarf dann keiner Gedanken mehr – du gehst einfach deinen Weg.

WORKFLOW

Prozess

POSTEINGANG
Muss ich handeln?

JA	NEIN
ERLEDIGEN 2 Minuten oder weniger	**PAPIERKORB** Oder recyceln
DELEGIEREN Warten auf	**ORDNER** Unter A–Z einsortieren
VERTAGEN To-do-Liste E-Mail-Ordner »Aktion« oder Kalender	**IRGENDWANN** Später

An zwei Orten behalte ich den Überblick über meine »Aktionen«:

1. **Mein E-Mail-Ordner »Aktionen«**
2. **Meine To-do-Listen**

Der erste Ort ist ein klarer Fall. Der zweite kann es auch sein, muss es aber nicht. Das typische Problem tritt wieder auf, wenn jemand länger darüber nachdenkt, das richtige Tool oder die richtige App zu finden, als darüber, wie er sie benutzen wird. Da diese Tools sich in ihrem Ansatz und Design unterscheiden können, kann es passieren, dass du dich von den ganzen Möglichkeiten überfordert fühlst und schließlich denkst, das Tool sei die Ursache oder die Lösung für deinen Stress – und nicht du selber.

Bevor wir uns also ein paar Tools genauer anschauen, die ich verwende und empfehlen kann, lass uns zunächst die wesentlichen Punkte für das Erstellen effektiver To-do-Listen durchgehen.

— **Benutze Verben!** Wenn du für einen Eintrag in deine To-do-Liste kein Verb finden kannst (wie schreiben, mailen, anrufen, finden, suchen etc.), hast du die »Aktion« womöglich noch nicht klar genug vor Augen.

— **Füge Orte oder Kontexte hinzu.** Wenn du entweder eigene Listen für verschiedene Orte erstellst oder Kürzel für sie benutzt, kannst du immer sehen, was an dem Ort, wo du dich gerade befindest, ansteht. Kontexte können reale Orte sein (also zum Beispiel das Büro, dein Zuhause, Läden) oder die Geräte, die du benötigst (Computer, Internet, Handy).

— **Erstelle Mini-Projekte.** Wenn etwas mehr als einer einzigen Aktion bedarf, dann hebe das hervor. Lege zunächst ein Ziel fest, dann die ersten drei Schritte (nicht mehr, kein Grund zum Überplanen). Das hilft, in Fahrt zu kommen, sowohl mit den kleinen Dingen im Leben als auch dem großen Projekt, mit dem du noch nicht begonnen hast.

Hier ein aus dem Alltag gegriffenes Beispiel:

Du willst einem Freund eine Geburtstagskarte schicken, also schreibst du auf deine To-do-liste »Dylan eine Geburtstagskarte schicken«. Die Tage gehen ins Land, aber du schreibst die Karte nicht. Warum? Weil du keine Karte hast, keine Briefmarke, und weil du seine neue Adresse nicht hast. Der Eintrag sollte daher so aussehen (mit dem jeweiligen Ort in Klammern):

Mini-Projekt: Dylan eine Geburtstagskarte schicken

Aktionen:

[ ] Dylan eine E-Mail schreiben, um seine neue Adresse zu erfragen (im Internet)

[ ] Eine Geburtstagskarte für Dylan kaufen (Einkaufsstraße)

[ ] Briefmarken kaufen (Einkaufsstraße)

[ ] Die Karte schreiben (im Büro)

[ ] Die Geburtstagskarte für Dylan abschicken (Einkaufsstraße)

Das mag übertrieben klingen, aber es ist der einzige Weg, es zu erledigen. Wenn du weißt, wo deine Aktionen notiert sind, reduzierst du Stapel auf dem Schreibtisch, in denen sich Dinge verstecken, die du eigentlich erledigen solltest, du reduzierst also auch Schuldgefühle im Hinterkopf. Probiere es aus, erstelle eine Liste. Wenn du an einem vollen Arbeitstag auf eine übersichtliche Liste mit Aktionen blickst, wirst du dich über diese Klarheit freuen. Du musst gar nicht darüber nachdenken, sondern einfach nur handeln.

Immer mehr Menschen und Organisationen setzen auf papierlose Ablagen. Aber hast du jemals ein vollständig papierloses Büro gesehen? Technologie-Unternehmen sind dabei sogar häufig die schlimmsten Sünder. Meiner Erfahrung nach muss man eine einfache Möglichkeit haben, Dinge sowohl digital als auch physisch zu archivieren.

Materialien für das Archiv können Notizen, Dokumente, Fotos, Gekritzel, Zeitschriftenartikel oder auch nur Erinnerungsstücke sein. Klar beschriftete und gut geordnete Aktenschränke sind unerlässlich. Investiere in gute Schränke, die mit dir wachsen und vermeide Übergangslösungen wie Kisten, Ordner und dergleichen, die sich in ein kompliziertes Durcheinander verwandeln, in dem es unmöglich ist, irgendetwas zu finden. Ich mache es so:

Ein einfaches Ablagesystem

- **Benutze ein A–Z-Register für alles** – Familie, Finanzen, Arbeit, Projekte. Vermeide unklare Kategorien und »Vermischtes«-Ordner
- **Benenne Aktenordner nach ihrer Funktion** (z. B. »Versicherung – Haus«)
- **Lege Schnellordner für den Schreibtisch an, zum schnellen Gebrauch**, z. B. »Material für Aktionen« (für Dokumente, die du brauchst, um etwas tun zu können), »Warten auf Rücklauf« (für Dinge, die du delegiert oder angewiesen hast)

Wenn es dennoch zu Stapeln auf deinem Tisch kommt, dann mache daraus zwei Stapel – einen Stapel für »Aktion« und einen für »Archivieren«. Schon diese einfache Aufteilung wird die Dinge etwas klarer machen, in deiner Welt und in deinem Kopf.

Denke über deine Arbeitsbelastung nach

Schaue jeden Morgen erst in dein Tagebuch, deine To-do-Listen und deinen E-Mail-Ordner »Aktionen«, *bevor* du deinen Posteingang öffnest und dir mehr Arbeit auflädst. Diese einfache Neustrukturierung deines Tagesbeginns am Rechner räumt deiner eigenen Agenda den Vorrang ein. Reserviere jede Woche mindestens eine Stunde für ein Meeting mit dir selber. Leere deinen physischen und den elektronischen Posteingang. Gehe deine Verpflichtungen durch – deine To-do-Listen, deine Projekte, dein Tagebuch für die nächsten zwei Wochen.

DIE TÄGLICHE ÜBERPRÜFUNG

DEINE MORGENDLICHE ROUTINE

1. **KALENDER** | Termine
   Wie sieht dein Tag aus?

2. **LISTEN** | Heute
   Was ist bereits dringlich?

3. **E-MAIL** | Ordner »Aktion«
   Gibt es ältere E-Mails, die eine Aktion erfordern?

E-Mail-Posteingang

Öffne ihn erst, wenn du die vorherigen Schritte abgehakt hast, um nicht aus den Augen zu verlieren, was aktuell ansteht.

DIE WÖCHENTLICHE ÜBERPRÜFUNG

DEIN WICHTIGSTES MEETING

1 **REINEN TISCH MACHEN**
Leere deinen Posteingang vollständig

2 **SIEH DEINEN KALENDER DURCH**
Gehe zwei Wochen zurück und zwei vor, wo bedarf es einer Handlung?

3 **PRÜFE ALLE DEINE LISTEN**
Gehe die Aktionen- und Projektlisten durch

Setze einen Haken hinter die erledigten Aktionen

Füge neue Aktionen hinzu

Hake bei »Warten auf Rücklauf« nach, falls nötig

4 **FINDE EINE NEUE PERSPEKTIVE**
Überprüfe deine Ziele und Projektpläne

Denke darüber nach, ob dein Leben einer Neugewichtung bedarf

Was zählt wirklich?

Erledigen!

Sobald dein Geist und deine Aktionen klar sind, bekommst du die Dinge mit weit weniger Reibungsverlusten geregelt. Du musst nicht lange überlegen. Du musst sie nur tun. Auch wenn es etwas Zeit erfordert, ein solches System einzurichten, wenn es erst einmal läuft, werden dein Kopf und dein Atem deutlich ruhiger. In Kapitel 6, »Fokus«, werden wir sehen, was wir tun können, wenn diese Schritte noch nicht zu genug Klarheit geführt haben sollten.

Die Tools eines achtsam Handelnden

Wenn du deine Lieblingstools und -arbeitsmittel standardisierst und dafür sorgst, dass du immer über genug Nachschub verfügst, bist du jederzeit handlungsbereit. Das hier ist meine grundlegende Checkliste:

AM SCHREIBTISCH

- A5 Notizblock
- Gute Stifte
- Karteikarten für Einfälle
- Aktenschrank
- Aktenordner mit Registerkarten
- Postfach

AUF MEINEM COMPUTER UND MEINEM HANDY*

- Kalender
- Kontakte
- To-do-Listen
- Dokumente in der Cloud (z. B. Dropbox)
- Notizen
- Texte
- Passwort-Manager

* Anmerkung zu Apps:
Ich habe die Anwendungen für den täglichen Gebrauch gut erreichbar auf meinem Handy und Computer abgelegt, wie dem Startbildschirm oder dem Dock, die weniger wichtigen verschiebe ich in Ordner.

Finde Werkzeuge, die du gern benutzt und bleibe ihnen treu. Unter »Material« am Ende des Buches findest du eine Liste der Werkzeuge, die ich gerne benutze.

Indem du dir bewusst machst, welche Hilfsmittel du benutzt und warum, reduzierst du die mentalen Reibungsverluste, kommst in einen besseren Flow und hast mehr Freude an den Aufgaben. Vergiss nicht, zwischen den Aufgaben aufmerksam zu atmen! Bevor du von einer App oder Aufgabe zur nächsten wechselst, atme ein paar Mal tief aus dem Bauch, um ruhig und konzentriert zu bleiben.

Übung 1: Deinen Kopf entrümpeln

Finde einen ruhigen Ort, an dem du für etwa eine Stunde alleine sein kannst. Nimm dir eine schöne Tasse Tee und ein paar Kekse mit, suche dir entspannende Musik aus und sei bereit, den Kopf freizubekommen.

Mit Hilfe der unten stehenden Listen wirst du herausfinden können, was dich insgeheim beschäftigt. Schreibe auf, was dir in den Kopf kommt, ohne es zu bewerten. Nimm dafür einen kleinen Block, und jeder Gedanke erhält eine eigene Seite. Was solltest du erledigen, kaufen, reparieren, ordnen, klären, planen, absagen?

Sobald du damit fertig bist und dein Kopf frei ist, wirst du dich entweder a) erleichtert fühlen, dass dein Geist leer ist (erst mal!) oder b) dich ein bisschen überfordert fühlen, weil du viel mehr zu erledigen hast, als du dachtest.

Lege anschließend alle Zettel in dein Posteingangsfach und gehe sie einzeln durch. Verwende dafür die Flowcharts vom Anfang des Kapitels und finde heraus, wo es hakt oder wo die dafür vorgesehenen Tools nicht ausreichen. Dann versuchst du, entsprechende Korrekturen vorzunehmen.

Nur wenn du ehrlich auf dein jetziges Leben blickst, wirst du anfangen können, dein zukünftiges Leben zu erschaffen.

Kopf entrümpeln – Triggerliste

Hier ein paar Listenvorschläge,
um anfangen zu können.

ZU HAUSE

Familie / Freunde / Gemeinschaft / Veranstaltungen / Hobbys / Haushalt / Gesundheit / Fitness / Kreativität / Transport / Kleidung / Haustiere / Schulen / Vereine / Verwaltung / Technologie / Lagerung / Urlaube / Finanzen / Rechtliches

AM ARBEITSPLATZ

Bereits begonnene Projekte / Kommende Projekte / Innovation & Forschung / Recht / Mitarbeiter / Technologie / Büro / Vertrieb & Marketing / Geschäftsentwicklung / Networking / Fortbildung / Finanzen / Lesestoff / Meetings

Übung 2: Orte entrümpeln

Und jetzt zum materiellen Durcheinander. Beginne mit einem Ort, der für dich wichtig ist, zum Beispiel dein Büro oder Schreibtisch. Nimm Dinge einzeln in die Hand und frage dich:

1. Habe ich das in den letzten sechs Monaten benutzt?
2. Mag ich es?

Wenn die Antwort auf diese beiden Fragen »nein« lautet, dann entsorge es oder gib es weiter.

Was übrig geblieben ist, sortierst du in Gruppen:

1. Schreibwaren
2. Referenzmaterial
3. Postfach für Dinge, die anstehen
4. Inspirierendes Zeug

»Habe nichts in deinem Haus, von dem du nicht glaubst, dass es nützlich oder schön ist.«

—

William Morris

Was du dir merken solltest

1. Schreibe Dinge auf, anstatt sie im Kopf zu behalten.
2. Besorge dir die besten Tools und Hilfsmittel für die eigene Organisation und halte an ihnen fest (mindestens ein Jahr lang!).
3. Nimm dir jeden Tag Zeit, um über Sachen nachzudenken und deine nächsten Aktionen zu planen.
4. Nimm dir einmal pro Woche Zeit für ein Meeting nur mit dir selbst.
5. Räume mindestens einmal pro Woche deinen Arbeitsplatz auf.

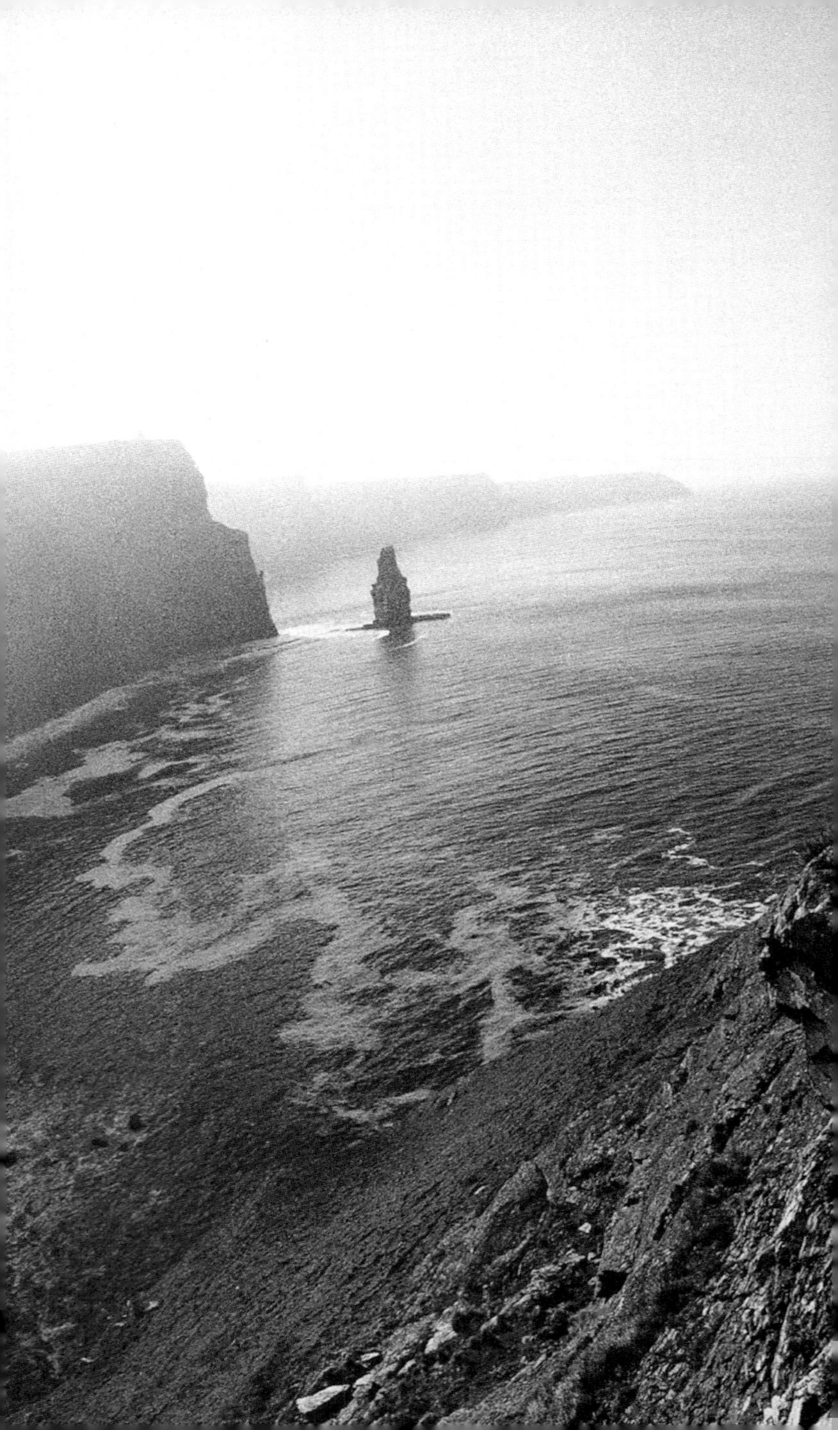

3
Mut

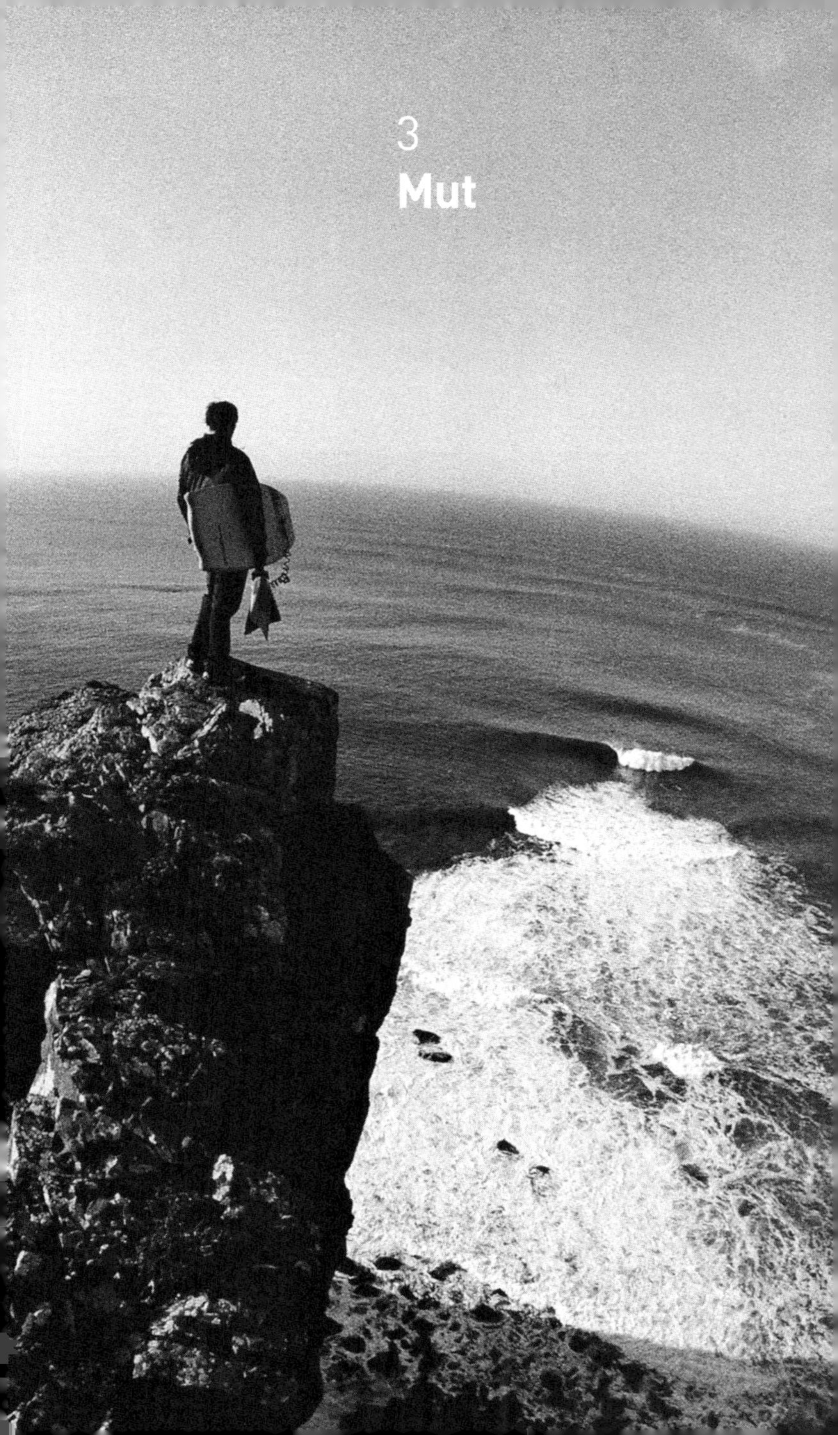

Das letzte große Abenteuer
bist du selbst.

Tracey Emin

Hoffentlich atmest du bereits besser und bist dabei, dich besser zu organisieren. Warum fühlst du dich immer noch unsicher? Wenn das auf dich nicht zutrifft und es dir nicht schwerfällt, dich deinen Ängsten zu stellen, aus deinen Fehlern zu lernen und mit den Herausforderungen zu wachsen, dann überspringe dieses Kapitel.

Gut. Dann bin ich also nicht allein. Der griechische Philosoph Sokrates sagte: »Ein ungeprüftes Leben ist nicht lebenswert«, und traf damit einen guten Punkt. Je mehr du nach innen blickst, offen und ehrlich, desto mehr Gepäck aus deiner Vergangenheit entdeckst du. Viele verlässt der Mut schon beim ersten hässlichen Koffer, wenige räumen den Schrank vollständig aus.

Auf den nächsten Seiten möchte ich meine Erfahrungen im Prozess der Selbsterforschung mit dir teilen. Es ist keine Psychotherapie, aber vielleicht kann es dir bei der Entwirrung einiger Sachen helfen, die dich daran hindern, dein Potenzial voll auszuschöpfen.

Beschränke dich nicht

»Konzentriere dich auf das, was du gut kannst und vergiss den Rest.« Ich bin mir nicht sicher, ob diese

Stimme in meinem Kopf damals eine wirkliche Erinnerung ist oder nicht … an einen Lehrer, meinen Vater oder vielleicht einen Chef am Anfang meines Berufslebens. Wo auch immer sie herkommt, sie hinterließ einen tiefen Eindruck, und es dauerte lange, bis ich diesen Satz hinterfragte.

Die amerikanische Bildungspsychologin Carol Dweck unterscheidet zwischen einem »Fixed Mindset«, dem statischen Selbstbild, und einem »Growth Mindset«, dem dynamischen Selbstbild, und beschreibt, wie wir in verschiedenen Lebensbereichen zwischen den beiden hin und her wechseln können. Es könnte beispielsweise sein, dass wir uns gut vorstellen können, unseren Körper durch Ernährung, Fitnesstraining und den richtigen Coach erfolgreich zu perfektionieren, es aber gleichzeitig für undenkbar halten, dass es uns gelingen könnte, ein Blog darüber dazu schreiben, das andere interessiert. Wie richtig sind diese Vermutungen? Welche negativen Selbstbilder hast du? Frage dich, ob sie der Wahrheit entsprechen. Welche selbst auferlegten Grenzen halten dich zurück? Erkenne deine Grenzen und stelle sie in Frage.

Entwickle ein dynamisches Selbstbild

Kinder ziehen sich schnell auf statische Selbstbilder zurück, die mitunter verhindern, dass sie sich weiterentwickeln. Sie denken, dass sichtbare Anstrengung das Eingeständnis mangelnden Talents ist.

Ihre Selbstbilder können jedoch ein besserer Indikator dafür sein, wie gut sie in etwas sind, als ihre Talente. Carol Dweck führte in Grundschulen eine Unterrichtsmethode ein, die das Ziel verfolgte, die Mentalität der Schüler von »statisch« auf »dynamisch« umzustellen.

Sie erklärt, wie die Schwierigkeiten, mit denen wir

kämpfen, das Gehirn dazu bringen können, neue Wege zu finden. Etwas als schwierig zu empfinden, ist ein gutes Zeichen, da es das Gehirn veranlasst, sich anzupassen und zu wachsen. Die Schüler wurden also für ihren Einsatz gelobt und nicht für das »richtige« Ergebnis. Außerdem wurde ihnen anhand von Diagrammen erklärt, wie das Gehirn funktioniert. Carol fand heraus, dass sich die Schülerinnen und Schüler dank des veränderten Selbstbildes in den Fächern, in denen sie sich zuvor aufgegeben hatten, erheblich verbesserten.

Gibt es Bereiche, in denen du ein statisches Selbstbild hast? Kannst du ein Hindernis in eine Herausforderung verwandeln? Willst du durchs Leben gehen oder durchs Leben *wachsen*?

Nimm die Angst wahr

Sei ehrlich. Was machst du, wenn du Angst hast? Ein Stück Kuchen essen? Turnschuhe kaufen? Was trinken gehen? Joggen gehen? Meistens empfinden wir Angst als etwas derart Unangenehmes, dass wir sie nur vorübergehend haben können. Wir ertragen sie einfach nicht. Wir bewundern andere, die sie scheinbar überwunden haben. Wir haben Angst vor dem Moment, wo sie wiederkommt. Wir haben Angst vor der *Angst*. Wir hören auf, sie zu empfinden und fangen an, sie zu internalisieren. Bildlich gesprochen, verstecken wir unsere Dämonen in großen blauen Müllsäcken, die wir im Keller unseres Geistes verstauen.

Dieses Unterdrücken der Angst kann sich unterschiedlich äußern. Bei manchen kommt es zu körperlichen Verspannungen, oft im Bereich des Nackens und der Schultern. Anderen schlägt die Nervosität auf den Darm, was zum Reizdarmsyndrom führen kann. Viele andere lernen einfach, klein zu denken und sich niedrige Ziele zu stecken, in der Hoffnung, die Angst nie wieder zu spüren. Und doch kommt sie zurück. Sie ist ein Teil des Lebens. Ist es dann nicht besser, sie auf der Suche nach etwas zu empfinden, das uns etwas bedeutet und für das es sich lohnt, sich ab und zu etwas unbehaglich zu fühlen?

Von Eleanor Roosevelt kommt der Rat »jeden Tag etwas zu tun, das dir Angst macht«, weil wir so lernen, mit der Angst zu leben und sie zu verarbeiten.

Erwarte weniger. Vermute weniger.

Als ich noch in der Werbung arbeitete, gehörte Ford zu unseren Kunden. Wir führten den Ford Focus auf dem europäischen Markt mit dem Slogan »Erwarte mehr« ein. Für mich liegt das Problem jedoch nicht im »mehr«, sondern in der »Erwartung«.

Die Yoga-Philosophie kennt das Konzept des Karma Yoga – das Yoga der Tat –, bei dem wir unser Bestes geben, ohne ein Ergebnis im Kopf zu haben. Das bedeutet nicht, dass es zu keinem Ergebnis, Zielen oder Plänen kommen wird. Es geht vielmehr darum, dass du dich ganz auf das konzentrierst, was du im Jetzt machen kannst. Erwartungen sind der Nährboden für Unzufriedenheit; sie können deine Aufmerksamkeit beeinträchtigen und der Entfaltung deiner Fähigkeiten schaden.

Ein weiterer Irrtum, der uns vom Weg abbringen kann, ist das Vermuten. Anstatt manchmal einfach zuzugeben, dass wir etwas nicht wissen, stellen wir Vermutungen an. Manchmal gelingt uns das so gut, dass wir anfangen, diese Vermutungen für Wahrheiten zu halten. Wir reagieren auf sie, als wären sie real. Wir werden blind für die Wirklichkeit vor unseren Augen und verwirrt angesichts der Produkte unserer Phantasie. Phantasie und Kreativität haben ihr eigenes Recht, bring sie aber nicht mit der Wirklichkeit durcheinander. Wie der Künstler und Designer James Victore aus dem Talmud zitiert: »Lehre deine Zunge ›ich weiß es nicht‹ zu sagen.«

Mit den Tatsachen zu hadern ist hart genug. Mach es dir nicht noch schwerer durch die Verwirrung, die mit Erwartungen und Vermutungen einhergeht. Es ist besser, zum Nichtwissen zu stehen. Wenn wir dem Unbekannten mutig begegnen, entdecken wir neue Wege des Lernens.

Frösche essen

Frösche essen oder Wie man Tag für Tag mutiger wird. Das ist nicht wörtlich gemeint, obwohl ich mich erinnere, dass ich mich ziemlich mutig fand, als ich in einem sehr frühen Frankreichurlaub einmal Froschschenkel aß. Der Autor Brian Tracy empfiehlt, jeden Tag mit einer Sache zu beginnen, die du normalerweise vermeidest, weil du Angst vor ihr hast. Er nennt diese schwierigen Aufgaben »Frösche«. Um mit ihnen fertigzuwerden, *musst* du sie essen. Wie gehen wir Dinge an, denen wir lieber prokrastinierend aus dem Weg gehen würden?

1. **Atmen:** Du empfindest Widerwillen und Angst, mach es also nicht schlimmer, indem du es zu einer Stressattacke werden lässt. Atme ruhig ein und aus.
2. **Denken:** Gibt es praktische Aufgaben, die du zuerst erledigen solltest? Oder ist der »Frosch« die nächste Aktion?
3. **Handeln:** Auch wenn dich eine innere Stimme bittet, es doch noch mal zu verschieben, fang an. Nimm das Telefon zur Hand, schreib die E-Mail. Wie die kanadische Geschäftsfrau und Autorin Danielle LaPorte sagt: »Überrasche deine Zweifel durch Handeln.«

Verkleinern und Paradigmen wechseln

Denke groß, beginne klein. Um in Schwung zu kommen, zerlege deine große Vision in einfache Aktionen und erledige jeden Tag mindestens eine dieser kleinen Aufgaben. Um Veränderungen herbeizuführen, musst du deine Komfortzone verlassen. Das ist ungemütlich. Aber du wirst wachsen. Und das wird sich großartig anfühlen.

Aufgabe 1: Sorge für einen persönlichen Paradigmenwechsel

Setze dich hin und schreibe auf, was dich hemmt: limitierende Überzeugungen, statische Selbstbilder, Vermutungen. Nimm dir dafür mindestens zehn Minuten. Sei ehrlich. Schau in die Tiefe.

Jetzt kreise die zwei Sachen ein, die dich am stärksten hemmen.

Kannst du einen kurzen, aussagekräftigen Satz daraus machen? Zum Beispiel:

Ich bin nicht schlau genug dafür.

Dein persönlicher Paradigmenwechsel könnte lauten:

»Ich bin viel schlauer, als ich denke – und allemal so schlau wie jeder andere, der das macht.«

Du weißt, dass du auf etwas Starkes gestoßen bist, wenn dir beim Aussprechen leicht schwindlig wird. Und eine laute innere Stimme will dich verzweifelt davon überzeugen, dass es nicht stimmt.

Übung 2:
Kraftvolle Pose

Deine Körperhaltung hat Einfluss darauf, wie du dich fühlst und siehst. Hebe die Brust und lasse die Schultern nach hinten sinken. Fühlst du dich selbstbewusster? Tüchtiger? Die Sozialpsychologin Amy Cuddy hat in ihrem TED-Talk gezeigt, wie die eigene Körperhaltung auf andere Menschen wirkt und wie sie sich sogar auf dein eigenes Gehirn auswirkt: »Deine Körpersprache bestimmt, wer du bist.«

Wenn du also das nächste Mal das Gefühl hast, dass dir das Selbstvertrauen und die Kraft für etwas fehlt, nimm eine kraftvolle Pose ein!

- Stelle dich aufrecht hin, die Füße etwas weiter auseinander als die Hüften, die Hände ruhen auf den Hüften.
- Nimm einige langsame tiefe Atemzüge, tief aus dem Bauch heraus und ganz hoch bis zur Brust.
- Mache das ein bis zwei Minuten.

Diese beiden Übungen können dein Morgenprogramm werden, um die Akkus für den Tag richtig aufzuladen!

Was du dir merken solltest

1. Beschränke dich nicht.
2. Lerne, Unbequemes als bequem zu empfinden.
3. Wenn du einer schwierigen Aufgabe aus dem Weg gehst, »iss den Frosch« – und erledige sie zuerst!
4. Wiederhole deinen persönlichen Paradigmenwechsel-Satz täglich.
5. Nimm eine kraftvolle Pose ein.

UND ATME …

ÜBEN

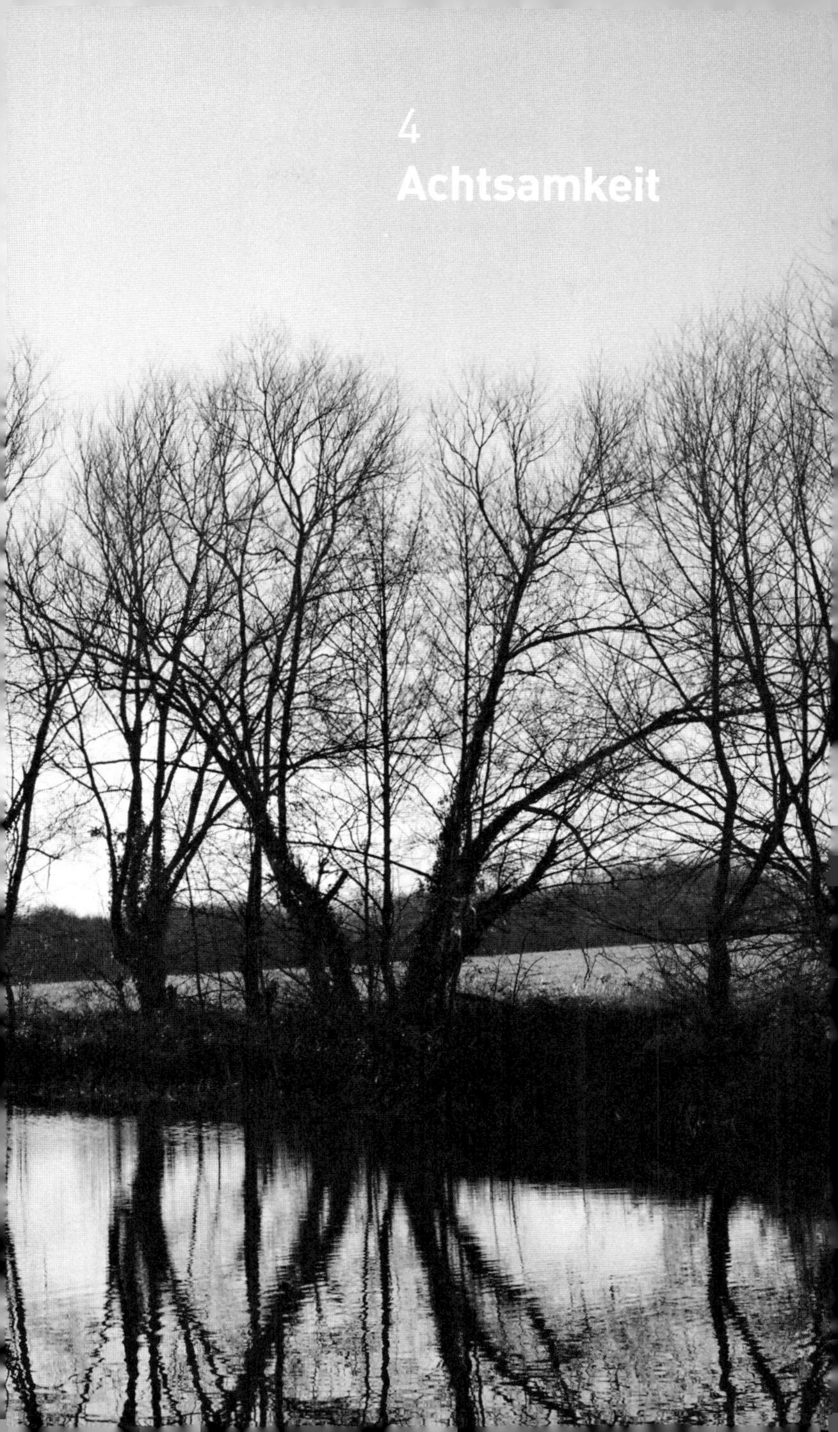

4
Achtsamkeit

»›Ewig‹ besteht aus
gegenwärtigen Augenblicken«.

Emily Dickinson

Dein ganzes Leben ereignet sich immer im Jetzt, im gegenwärtigen Moment.

Wie der Vordenker des aktuell wiederentdeckten Interesses an Achtsamkeit Jon Kabat-Zinn sagte: »Die kleinen Dinge? Die kleinen Momente? Sie sind nicht klein.« Und doch, wie selten leben wir ganz im Hier und Jetzt. Während du das hier liest, bist du hier? Schweifst du mit den Gedanken in die Vergangenheit ab? Oder denkst in die Zukunft? Bist du je mit dem Auto gefahren und hast dich gewundert, wie du sicher ans Ziel kommen konntest, da du eigentlich die ganze Fahrt über in Gedanken verloren warst? Bevor du achtsam sein kannst, musst du akzeptieren, wie achtlos du die meiste Zeit bist. Klingt hart, ist aber wahr.

Der Kern der Achtsamkeit

Mein Zugang zur Achtsamkeit ist undogmatisch und keiner Tradition verpflichtet. Er beruht auf meinem eigenen Leben und eigenen Erfahrungen. Es geht mir nicht um ein Glaubenssystem, sondern den Versuch, ein natürliches menschliches Potenzial auszuschöpfen, das vor allem in jüngerer Zeit oft übersehen wurde. Die Achtsamkeit »gehört« keiner bestimmten Richtung an; mit ihrer zunehmenden Beliebtheit (und Kommerzialisierung) ist aber eine Art Revierkampf entstanden. Ich rate dir, auf deine eigene Erfahrung zu hören und nicht auf irgendein System (dieses hier eingeschlossen!).

Meinen sechswöchigen Kurs »Achtsamkeit leicht gemacht« beginne ich immer mit der einfachen Erklärung, dass Achtsamkeit zwei Dinge ausmachen:

1. **Entspannte Aufmerksamkeit**
2. **Akzeptanz**

Entspannte Aufmerksamkeit

Aufmerksam sein klingt ernst. Konzentration bedarf der Anstrengung. Sich auf nur eine Sache zu konzentrieren ist nicht leicht. Es gibt gute Gründe dafür, hier das Wort »entspannt« einzubringen. Für viele ist das verwirrend, weil sie bei Entspannung nicht an Aufmerksamkeit denken. Unter Umständen empfinden sie es sogar als Widerspruch. Und doch ist es genau diese Mischung, die Präsenz schafft.

Akzeptanz

Eine unserer schädlichsten Eigenschaften ist unser Wunsch, dass die Dinge anders sein sollten, als sie sind. Irgendwie scheinen wir zu glauben, dass wir manche Dinge einfach wegdenken können. Aber es gelingt uns nicht. Wie es im Gelassenheitsgebet bei Treffen der Anonymen Alkoholiker heißt: »Habe die Gelassenheit, Dinge hinzunehmen, die du nicht ändern kannst, den Mut, Dinge zu ändern, die du ändern kannst, und die Weisheit, das eine vom anderen zu unterscheiden«. Akzeptanz ist aber nicht zu verwechseln mit dem klaglosen Hinnehmen von Dingen. Wenn du die Realität vollständig akzeptierst, kannst du dich entscheiden, wie du auf sie reagierst. Akzeptanz ist also der erste Schritt zur Freiheit. Wenn du urteilsfrei akzeptierst, was »ist«, kannst du vollkommen da »sein«.

Mit Aufmerksamkeit und Akzeptanz lebst du mehr im Hier und Jetzt, und weniger in deinem Kopf. Jetzt lass uns überlegen, wie uns das im Alltag gelingen kann.

Atme achtsam

Im ersten Kapitel habe ich kurz skizziert, wie man gut atmet, um Stress abzubauen. Traditionelle Achtsamkeitstechniken zielen jedoch darauf ab, den Atem bewusst wahrzunehmen, ohne zu versuchen, ihn in irgendeiner Weise zu beeinflussen. Dein Atem ist immer bei dir, als dein ständiger Begleiter – wenn du ihn stärker wahrnimmst, wird das auch unweigerlich dazu führen, dass du präsenter bist. Es funktioniert wie ein Gegenmittel zum verkopften Grübeln. Und es wirkt schnell! Wie atmest du, während du das hier gerade liest? Wo spürst du deinen Atem? Kannst du einfach auf deinen Atem achten, ohne darüber nachzudenken? Kannst du einfach spüren, wie er kommt und geht? Kannst du zehn Atemzüge nehmen und sie einfach nur spüren, ohne darüber nachzudenken?

1. Einatmen ... ausatmen
2. Einatmen ... ausatmen
3. Einatmen ... ausatmen

Die Aufmerksamkeit für die eigene Atmung ist eine grundlegende Praxis der Achtsamkeitsmeditation. Ihre Kraft zur Transformation des Bewusstseins sollten wir aber nicht unterschätzen. Indem du regelmäßig deine Aufmerksamkeit auf deinen Atem lenkst, bildest du deinen inneren Achtsamkeitsmuskel aus, und, wer weiß, vielleicht wirst du eines Tages hundert achtsame Atemzüge zählen, ohne dich in Gedanken zu verlieren!

Verbinde dich wieder mit deinen Sinnen

Während du wach bist, sind deine Sinne die ganze Zeit aktiv. Wenn du dir deiner Sinne bewusst wirst, wirst du bemerken, wie selten du etwas einfach sinnlich empfindest, ohne über deine Sinne nachzudenken. Mit der Entwicklung der Wahrnehmung deiner Sinne werden diese geschärft. Du nimmst mehr Details und Nuancen wahr, und du empfindest mehr Freude an subtileren Reizen.

Du wirst zu einem faszinierten Beobachter, ohne deine Erfahrungen sofort analysieren und bewerten zu müssen. Deine Sinne geben dir dein Leben im Hier und Jetzt zurück, genau wie dein Atem. Hier sind ein paar einfache Übungen, um dir deiner Sinne bewusster zu werden:

Schmecken

Nimm ein kleines Stück von einer getrockneten Frucht. Sie es dir genau an, rieche daran – achte darauf, wie sich die Spucke in deinem Mund sammelt. Leg es dir auf die Zunge und schließe den Mund. Bewege es im Mund hin und her, ohne zu kauen. Die Geschmacksrezeptoren unseres Mundes können vier Geschmacksqualitäten wahrnehmen: süß, bitter, sauer und salzig. Bevor du anfängst zu kauen, was schmeckst du da? Nimm den Geschmack wahr, ohne ihn gleich benennen zu müssen. Fange jetzt langsam an zu kauen. Beachte die Zunahme des Speichels, den sich verändernden Geschmack und die unterschiedlichen Empfindungen. Wie fühlst du dich? Spürst du emotionale Veränderungen? Wenn du schluckst, achte auf die Empfindungen in deinem Hals und andere Körpereindrücke. Achte auf den Nachgeschmack im Mund.

Riechen

Suche dir einen Ort, der deinen Geruchssinn stimuliert. Gehe nach draußen, in die Küche, oder beginne einfach da, wo du dich gerade aufhältst. Ich mag den Geruch von Büchern, du vielleicht auch? Gibt es Gerüche, die deinen Appetit anregen, Wünsche hervorrufen oder mit besonderen Erinnerungen verbunden sind? Versuche, verschiedene Gerüche wahrzunehmen, und zwar urteilsfrei (was schwierig ist). Blumen, Räucherstäbchen, Seife oder Parfum … Essen, Gewürze oder Pflanzen … deinen Mülleimer, den Vogelkäfig, deinen Mantel. Erforsche die Gerüche, die natürlichen wie die unnatürlichen, ohne sie sofort zuordnen zu wollen. Rieche um des Riechens willen. Atme tief ein. Sieh, ob du neue Gerüche entdeckst.

Spüren

Setze dich in einen Sessel, falls du nicht bereits in einem sitzt. Spüre den Stuhl, die Textur des Materials. Spüre das Gewicht deines Körpers. Spüre deine Füße, in deinen Socken, in deinen Schuhen, auf dem Teppich. Stehe auf und spüre deine Füße, wie sie fest auf dem Boden stehen. Laufe herum und nimm ein paar Gegenstände aus unterschiedlichen Stoffen in die Hand – Wolle, Baumwolle, Nylon, Holz, Metall, Plastik … Finde Dinge mit unterschiedlichen Eigenschaften – glatt, rau, nass, schleimig, heiß oder kalt. Berühre und fühle sie, ohne das Gefühl zu analysieren. Berühre deine Haut. Kitzle dich (kann man das überhaupt, sich selbst kitzeln?), du kannst dich auch kratzen, reiben oder deinem Bein einen leichten Schlag versetzen. Benutze andere Körperteile, um Gegenstände zu berühren: deinen Unterarm, deine nackten Füße, deine Kopfhaut.

Gehe nach draußen und spüre den Windhauch auf deiner Haut. Die Hälfte deiner Nervenenden befindet sich in deinem Gesicht, deinen Füßen und Händen.

Hören

Höre einfach hin. Was kannst du hören? Achte einmal auf die Geräusche ganz in deiner Nähe. Beispielsweise das Ticken einer Uhr im Raum oder deiner Armbanduhr. Verschließe mit deinen Fingern sanft beide Ohren und höre auf die Geräusche im Inneren deines Körpers. Kannst du deinen Atem hören? Dein Herz? Deinen Magen? Nimm einen Stift und klopfe damit auf Gegenstände, um ihren jeweiligen Klang zu hören. Nimm die Unterschiede der hervorgerufenen Töne wahr. Richte deine Aufmerksamkeit auf Geräusche in der Ferne. Kannst du Verkehrsgeräusche hören? Sind es Autos, Lastwagen oder Motorräder? Vielleicht kannst du den Fernseher der Nachbarn hören oder eine Waschmaschine. Vielleicht den Gesang von Vögeln. Wähle ein Geräusch aus und konzentriere dich nur auf dieses eine. Versuche, seine Eigenschaften wahrzunehmen, seine Frequenz, das Gefühl, das es bei dir hervorruft. Was ist das lauteste Geräusch, das du gerade hören kannst? Welches ist das leiseste? Höre Geräusche, ohne über sie zu urteilen. Sie sind nicht gut oder schlecht, sie *sind* einfach.

Finde Zeit für Entspannung

Es gibt viele Arten, sich zu entspannen, aber leider haben viele der Sachen, die wir zur Entspannung machen, den gegenteiligen Effekt. Denk mal darüber nach, was du nach einem Arbeitstag machst, um dich zu entspannen. Die meisten von uns schauen Filme, spielen Spiele, sind in den sozialen Medien unterwegs und überfluten das Nervensystem mit Reizen genau dann, wenn es am dringendsten Ruhe braucht. Wir trinken Alkohol und nehmen Komfortnahrung zu uns, mit der gleich mehrere unserer Körperfunktionen schwer zu kämpfen haben. Es ist kein Wunder, dass viele Menschen schlecht schlafen und am nächsten Tag bereits erschöpft zur Arbeit gehen.

Die Wahrheit ist, dass wir nicht sehr gut darin sind, nichts zu tun. Wie können wir im Nichtstun besser werden?

Erstens müssen wir uns Zeit nehmen, uns zu entspannen, einfach zu sein. Eine der folgenden fünfminütigen Übungen kann einen großen Unterschied für das Lebensgefühl bedeuten, indem wir den Körper in einen Zustand der Erholung versetzen.

Zweitens müssen wir ändern, was wir bei der Arbeit, zu Hause und unterwegs tun, damit wir uns weniger Reizen aussetzen. Auch dafür habe ich ein paar einfache praktische Vorschläge.

Übungen: Fünf-Minuten-Entspannung

1. **Anspannen und lockerlassen**
   Lege dich irgendwo hin, wo es warm und ruhig ist. Bewege dich durch deinen Körper, von den Zehenspitzen bis zum Kopf, indem du systematisch alle Muskeln anspannst und lockerst. Spanne deine Zehen an ... und lasse locker. Spanne die Beine an ... und lasse sie wieder locker. Wenn du mit dem Anspannen und Lockerlassen aller Körperteile fertig bist, bleibe noch mit geschlossenen Augen liegen und folge deinem Atem.

2. **Auto-Suggestion**
   Lege dich wieder an einen warmen und ruhigen Ort und schließe die Augen. Sage dir im Stillen: »Meine Zehen entspannen sich, meine Zehen sind entspannt. Meine Füße entspannen sich, meine Füße sind entspannt. Meine Waden entspannen sich, meine Waden

sind entspannt. Meine Knie entspannen sich, meine Knie sind entspannt ….« Gehe so deinen ganzen Körper aufwärts durch und schließe mit: »Mein Gehirn entspannt sich, mein Gehirn ist entspannt.«

3. **Körperumriss**
   Lege dich auf den Rücken und ziehe im Geist eine Linie um deinen Körper. Achte darauf, wie sich die Körperteile anfühlen (ohne zu bewerten). Beginne mit dem Kopf, fahre die linke Seite entlang nach unten und die rechte wieder nach oben, bis du wieder da bist, wo du angefangen hast.

Vorschläge für erholsamere Auszeiten

- Lies etwas, anstatt fernzusehen.
- Nimm ein ausgiebiges Bad bei Kerzenschein.
- Mache sanfte Dehnungen.
- Massiere dich oder bitte deinen Partner, dich zu massieren.
- Nimm dir Zeit, dir etwas Gesundes zu kochen und genieße die Zubereitung.

Maria Popova von BrainPickings.org nennt ihre Ruhemomente »Zonen der Stille«. Welche sind deine liebsten?

Was auch immer du tust, tu es achtsam

Wenn du lernst, entspannter und präsenter zu sein, wirst du entdecken, dass auch alltägliche Handlungen eine andere Gestalt annehmen können. Wie ein Zen-Meister einmal sagte: »Wenn du gerade gehst, gehe. Wenn du isst, iss.« Also, wenn du morgen früh deine Zähne putzt, dann putze sie wirklich. Nicht anders, aber achtsam. Achte auf die Bewegungen deiner Hand, die Zahnbürste und die Zahnpasta, wenn du sie aus der Tube drückst. Beachte den Geruch, die Farben, den Geschmack und die Empfindungen in deinem Mund. Sei ganz bei der Sache. Wenn du dich in Gedanken verlierst, komme zurück und überlasse dich dem Gefühl des Zähneputzens. Jetzt überleg dir drei andere Dinge, die du heute achtsamer tun kannst: ein Glas Wasser trinken. Eine Tasse Tee machen. Deine Pflanzen gießen. Dein Auto fahren. Duschen. Das Geschirr abwaschen. Joggen gehen. Das soll dir nicht die Zeit nehmen, sondern die Unruhe.

Weitergehen

Achtsames Gehen verbindet die positiven Effekte der Achtsamkeit und der Bewegung in einer einfachen täglichen Übung. Werde dir zuerst deiner Füße auf dem Boden bewusst, bevor du dich zu bewegen beginnst. Verlagere dein Gewicht abwechselnd auf den Vorderfuß und die Ferse, dann von der Innenseite auf die Außenseite der Fußsohle. Achte darauf, wie sich deine Fußsohle und deine Zehen anfühlen. Gehe ein paar Schritte geradeaus, und atme dabei tief ein, wenn du deinen rechten Fuß hebst, atme aus, wenn du ihn wieder auf den Boden setzt, die Ferse zuerst, dann die Zehen. Dann mache das gleiche mit dem linken Fuß. Atme als Nächstes ein, wenn du den Fuß hebst, und atme aus, wenn du den anderen hebst. Laufe ein paar Schritte hin und her und achte auf das Gefühl deiner Füße. Nimm deinen Körper wahr und wie er sich durch den Raum bewegt. Laufe für zehn Minuten umher ohne jede Vorstellung eines Ziels. Wenn du mit den Gedanken abschweifst, sammle dich wieder und konzentriere dich auf das Gefühl deiner Füße, die Bewegung deines Körpers und das Gefühl deines Atmens.

Einfach nur dasitzen

Achtsames Sitzen wird manchmal Meditation genannt. Das bereitet uns jedoch Probleme, da die Bedeutung des Wortes Meditation und unsere damit verbundenen Vorstellungen und Erwartungen uns paradoxerweise daran hindern, sie zu praktizieren. Denke also nicht viel darüber nach, sitze einfach nur da. Auf einem Stuhl, einem Kissen, kniend oder im Schneidersitz. Sitze aufrecht mit gehobener Brust und locker fallenden Schultern. Ziehe deinen Bauch ein, um den unteren Rücken zu festigen. Spüre deinen Atem. Spüre deinen Körper. Und übe dich in der Kunst, präsent zu sein. Gedanken, die dir in den Sinn kommen, werden zu Wolken in einem blauen Himmel. Nimm sie zur Kenntnis und lasse sie dann los. Und wenn sie nicht gehen wollen, akzeptiere auch das. Mit der Zeit wirst du weniger mentalen Widerstand spüren und mehr Geduld entwickeln. Es ist nicht leicht, aber schlicht. Versuche, eine Woche lang jeden Tag fünf Minuten dazusitzen. Verlängere danach jede Woche um weitere fünf Minuten, bis du zwanzig Minuten am Stück so sitzen kannst. Stell es dir als den Aufbau von Achtsamkeitsmuskeln vor. Das Ergebnis wird dich erstaunen.

Stillworks

Der Name meines Coaching- und Trainingsunternehmens ist Stillworks, seit fast zwanzig Jahren bin ich schon von der Kraft der Meditation, des Yoga und der Achtsamkeit begeistert. In den letzten Jahren haben Neurowissenschaftler und Forscher aus der ganzen Welt eine Reihe wichtiger Erkenntnisse über die Wirkung der Meditation auf unsere Körper gewonnen.

Durch Meditation wachsen Gehirnareale, die mit der Fähigkeit des aufmerksamen Denkens und der

Verarbeitung von Sinneseindrücken verbunden sind. Ein weiterer überraschender Befund der Forschung war, dass diese sich auf die Expression von Genen auswirkt, die an der Immunfunktion, dem Energiestoffwechsel und der Insulinsekretion beteiligt sind. In jüngster Zeit wurde nachgewiesen, dass Meditation sich positiv auf die Telomere auswirkt, die den Alterungsprozess auf zellulärer Ebene beeinflussen.

Abgesehen davon, dass du dich besser fühlst, besser denkst und das Leben mehr genießt, gibt es also auch ein paar ziemlich kluge Sachen, die dein Körper macht, während du meditierst.

Geh in die Stille. Es funktioniert.

Was du dir merken solltest

1. Mache deinen Atem zu deinem ständigen Begleiter.
2. Verbinde dich wieder mit deinen Sinnen.
3. Iss achtsam.
4. Gehe achtsam.
5. Sitze einmal am Tag einfach nur da.
6. Höre mehr.

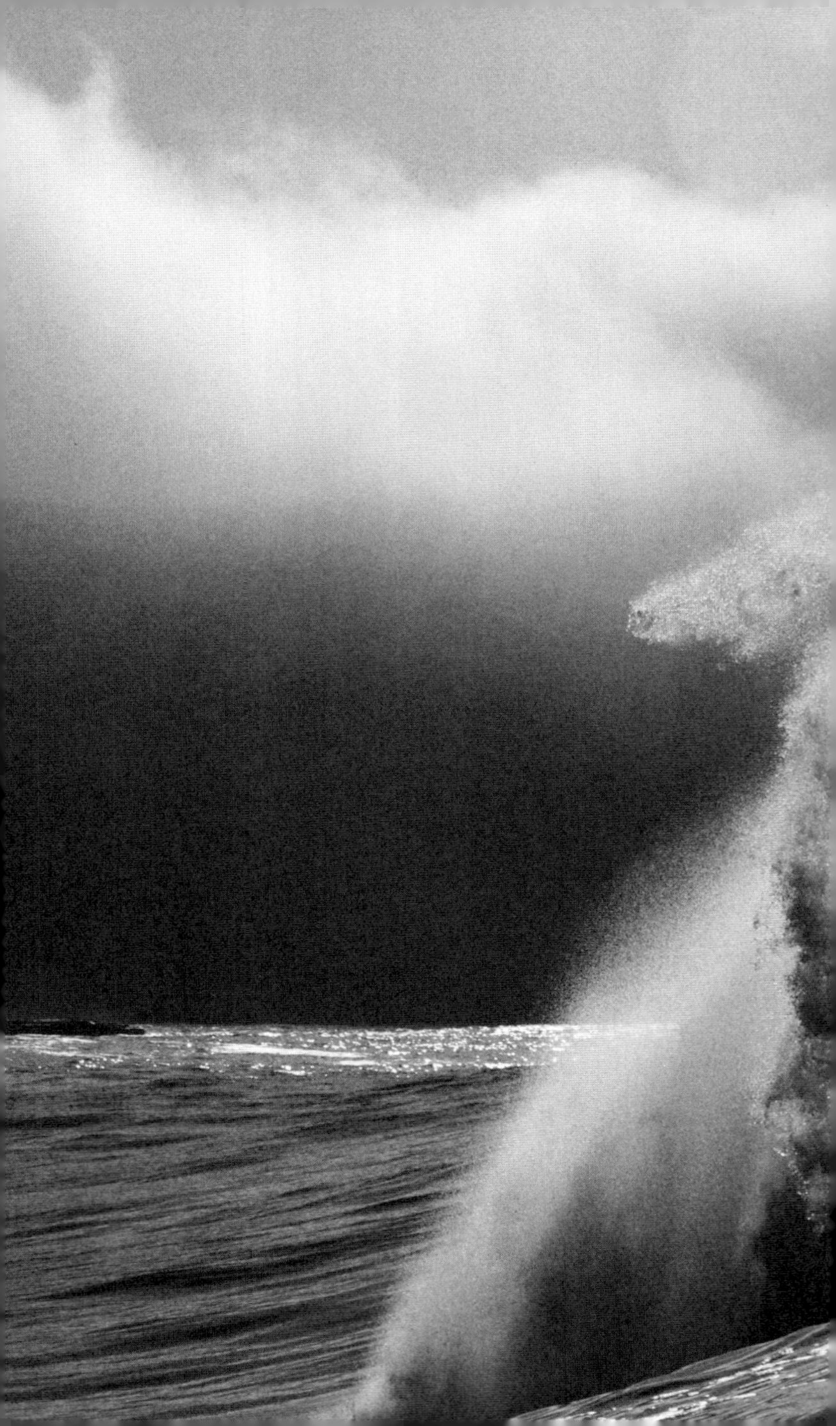

5
Energie

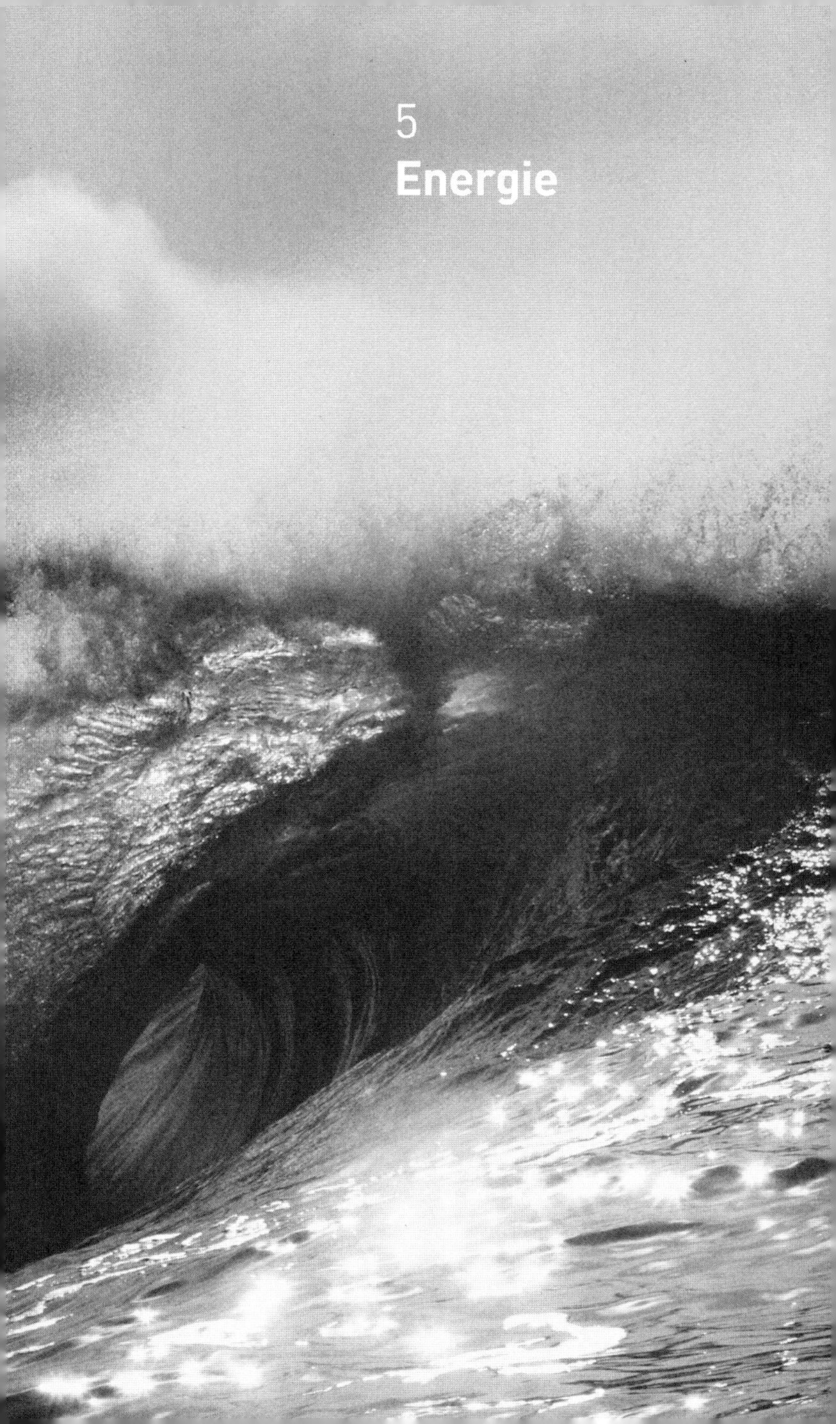

> »Nicht allein durch ihre Fähigkeiten unterscheiden sich zwei Menschen voneinander … sondern auch durch ihre Energie.«
>
> Thomas Arnold

Die Welt befindet sich in einer Energiekrise. Uns gehen die fossilen Brennstoffe aus, und wir bewegen uns langsam in die Richtung nachhaltiger Alternativen. Und doch neigen wir dazu, unsere eigene persönliche Energiekrise zu übersehen. Wir denken, dass man die schon mit einem Espresso, einem Schokoladenriegel oder einer Dose Red Bull in den Griff bekommt … oder doch nicht?

Führst du ein nachhaltiges Leben?

Du kannst die besten Absichten haben, einen wunderschönen Geist und die beste Beratung, was du tun solltest und sogar wann – ohne die notwendige Energie wird es alles nichts nützen.

Was meine ich aber mit Energie? Die Kalorien, die wir über Nahrung und Getränke zu uns nehmen? Die Energie, die wir durch körperliche Bewegung verbrauchen? Oder zu viel Nachdenken? Oder Streit? Können wir sie durch Schlafen und Ausruhen erneuern? Ist sie einfach eine chemische Angelegenheit oder komplizierter? Wird sie durch unser emotionales Befinden beeinflusst?

Für mich ist »Energie« all das. Geistiger Treibstoff, der uns das Denken ermöglicht; körperlicher Treibstoff, der uns die Bewegung erlaubt; emotionaler Treibstoff, der uns motiviert. Wie wir schlafen, was wir essen und trinken, wie wir runterkommen und wie wir uns fühlen, all das hat Einfluss auf unser Energieniveau.

Um das besser verstehen zu können, schauen wir uns einmal genauer an, wie Energiemangel aussieht und wie er sich anfühlt.

Erkennst du dich in diesem Beispiel wieder?

Richard ist Kreativdirektor bei einer Londoner Werbeagentur. Er wacht morgens um 7 Uhr auf und bleibt noch eine halbe Stunde liegen, bis er wirklich aufsteht. In dieser Zeit denkt er darüber nach, was an dem Tag ansteht, was er am Vortag nicht geschafft hat, und wie müde er sich fühlt und was ihm alles wehtut. Das Erste, was er morgens denkt, ist: »Bin ich erschöpft!« Wenn er dann schließlich aufsteht und sich duscht, weiß er nicht, was er anziehen soll. Er seufzt vor sich hin, ärgert sich, dass sein Hemd nicht gewaschen ist und dass er ein bestimmtes Jackett im Büro vergessen hat. Wenn er es dann die Treppe hinunter, und zum Frühstück geschafft hat, ist die Zeit bis zur Abfahrt seines Zuges bereits knapp. Er nimmt sich im Rausgehen einen Frühstücksriegel mit und geht zum Bahnhof. Auf dem fünfzehnminütigen Weg hat er nur negative Gedanken, was den vor ihm liegenden Tag angeht, und ein schlechtes Gewissen, weil er sich nicht richtig von seiner Familie verabschiedet hat.

Im Zug liest er Zeitung und sieht eine von der Konkurrenz gestaltete Anzeige, die so gut ist, dass er sich ärgert. Die Nachrichten aus aller Welt deprimieren ihn, das Ergebnis seiner Fußballmannschaft noch mehr. Gegen Ende der Zugfahrt würde er am liebsten umkehren und zurück ins Bett gehen.

»Ich hab keinen Bock« ist sein vorherrschender Gedanke.

Sobald er im Büro eintrifft, checkt er seine Mails und fühlt sich direkt überfordert von den neuen Anfragen, die sich noch über die unerledigten, alten legen. Dann muss er in ein Meeting, das zwei Stunden dauert und in dem er nur wach bleibt, weil er drei Cappuccini aus der neuen schicken Kaffeemaschine des Büros trinkt und ein paar ziemlich leckere Kekse isst.

Bis zum Mittag hat er noch nicht richtig gearbeitet und fühlt sich daher so schlecht, dass er die Mittagspause durcharbeitet. Er stopft sich ein Sandwich rein, während er E-Mails beantwortet und versucht, Ideen für das Meeting am Nachmittag zu entwickeln – von denen ihn keine begeistert.

Ich könnte immer so weitermachen. Richard hat zu kämpfen. Du vielleicht auch? Er geht mit seiner Energie nicht gut um und fühlt sich daher gestresst. Am Ende dieses Kapitels werde ich einen alternativen Vorschlag machen, wie Richards Tag aussehen könnte, wenn er sich besser um sich selbst und seine Energie kümmert.

Was gibt dir Energie?

Die folgenden fünf Dinge sind wesentlich, um dein Energieniveau erfolgreich hoch zu halten:

1. Besser schlafen.
2. Brain Food.
3. Mehr Bewegung.
4. Mehr Pausen.
5. Positiv denken.

Schauen wir diese Punkte einzeln an und überlegen, was wir tun können.

1. Besser schlafen

Gehörst du zu den 70 Prozent der Menschen, die nicht genug Schlaf bekommen? Arbeit und volle Terminkalender hindern uns daran. Wir schlafen durchschnittlich ein Drittel unseres Lebens. Ist es dann nicht sinnvoll, mehr über unseren Schlaf zu wissen und diesen zu verbessern?

Während wir schlafen, machen Körper und Geist einige ziemlich schlaue Sachen. Weltweit führende Wissenschaftler verstehen sie noch immer nicht vollständig. Mal sehen, was wir bereits sicher wissen.

Es gibt vier verschiedene Schlafphasen, die der Körper ungefähr alle 90 Minuten einmal durchläuft.

1. Einschlafphase
2. Leichtschlafphase
3. Tiefschlafphase
4. REM-Schlafphase

Im Allgemeinen gibt es pro Nacht vier bis sechs Zyklen NREM (NON-REM)-Schlaf (die ersten drei Phasen), gefolgt von REM-Phasen. Während des Schlafes werden die Phasen des NREM kürzer und die des REM länger. Im Durchschnitt verbringt man etwa 20 bis 25 Prozent der Nacht im REM-Schlaf, und Untersuchungen belegen, dass ein Mangel an dieser Schlafphase zu Depressionen führen kann.

Und das ist nicht das einzige Problem, das durch Schlafmangel entstehen kann.

- Auswirkungen auf dein Gehirn – beeinträchtigt dein Gedächtnis, du bist reizbar, kannst nicht gut denken, neigst zu Depressionen.
- Auswirkungen auf dein Herz – erhöht deine Herzfrequenzvariabilität und das Risiko von Herzerkrankungen.

- Auswirkungen auf deinen Körper – Muskeln reagieren langsamer, die Körperkontrolle ist beeinträchtigt, Schmerzen sowie eine erhöhte Wahrscheinlichkeit, Typ-2-Diabetes zu bekommen.

Für zwei wache Stunden brauchen wir etwa eine Stunde Schlaf, obwohl Cheri D. Mah, eine Forscherin am Stanford Sleep Disorders Clinic and Research Laboratory, meint, mehr sei noch besser. In einem Versuch ließ sie Mitglieder des Basketballteams der Universität sechs bis sieben Wochen jede Nacht zehn Stunden schlafen. In einem Artikel der *New York Times* darüber heißt es: »Sie berichteten nicht nur von höherer Energie und verbesserter Stimmung, sondern auch von schnelleren Sprintzeiten und größerer Treffsicherheit bei Zwei- und Dreipunktewürfen.«

Was hindert uns also daran,
gut zu schlafen?

- **Lärm** – besonders während der frühen Schlafphasen werden wir schnell durch jede Form von Geräuschen wach. Mit dem Beginn der Leichtschlafphase blockiert ein Teil des Gehirns, der Thalamus genannt wird, unsere Sinne, damit wir nicht so leicht aufwachen. Wenn du an einem lauten Ort wohnst, versuch es einmal mit Ohrstöpseln.
- **Routinen** – Wenn du ein Kind hast, wirst du dir der Bedeutung von Routinen für die Schlafenszeit bewusst sein: z.B. baden, Zähne putzen, ein Buch und dann schlafen. Finde eine eigene Routine und mache sie zur Gewohnheit – Kapitel 8 kann hier helfen.
- **Licht** – Die wichtigste Information für unsere innere Uhr ist das Licht. Unsere Augen reagieren auf Licht und Dunkelheit, selbst wenn sie geschlossen sind.

Mach dein Schlafzimmer so dunkel wie möglich oder benutze eine Schlafmaske.

- **Stimulanzien** – Getränke mit hohem Koffeingehalt erschweren das Einschlafen und können zu mehr leichtem Schlaf und weniger Tiefschlaf führen (sie sind allerdings gut für ein »Koffein-Nickerchen« – siehe nächster Abschnitt!). Alkohol kann unser Schnarchen verstärken, was die Atmung und Schlafqualität beeinträchtigt.
- **Denken** – Kommt es dir bekannt vor, dass man wach liegt und die Gedanken drehen sich im Kreis? Durch Entspannung und Loslassen abschalten zu lernen, ist unerlässlich, um besser einschlafen zu können. Das wird hoffentlich leichter, wenn du besser atmest und dein Leben besser organisierst. Wenn du den Kopf nicht leer bekommst, versuche, Sachen aufzuschreiben – ich habe Block und Stift immer griffbereit neben dem Bett und habe damit gute Erfahrungen gemacht.

Selbst wenn man genug Schlaf bekommt, ist es durchaus normal, dass man sich zwischen 13 und 15 Uhr müde fühlt. Obwohl es in der nordeuropäischen Kultur keine richtige Siesta gibt, deutet vieles darauf hin, dass ein Nickerchen dafür sorgen kann, dass du am Nachmittag einen Energie- und Produktivitätsschub bekommst.

Sogenannte Powernaps, kurze Nickerchen von 10 bis 20 Minuten, haben eine erfrischende Wirkung, da man aufwacht, bevor die Tiefschlafphase beginnt. Wenn du direkt vor einem Powernap einen Kaffee trinkst, wachst du genau dann auf, wenn das Koffein gerade zu wirken beginnt. Ein ziemlich guter Trick, wenn du lange fahren musst und dich schnell erholen musst.

Ein längerer Schlaf von 90 Minuten (ein ganzer Schlafzyklus) ist das ideale Mittel, Schlaf nachzuholen, besonders wenn man nach dem Mittagessen schläft.

Wenn du Nickerchen ausprobiert, aber gemerkt hast, dass du dich nach dem Aufwachen schlechter fühlst als vorher, solltest du die Dauer verändern. Von den Machern der beliebten Sleep Cycle App gibt es die iPhone-App Power Nap, die das Nickerchen zeitlich auf deinen individuellen Schlafrhythmus abstimmt.

Salvador Dalí war besessen vom kreativen Potenzial des Schlafes. Mit einem Blechteller auf dem Boden vor sich und einem Löffel in der Hand überließ er sich dem Schlaf. Sobald er einschlief, fiel der Löffel auf den Teller und das Geräusch ließ ihn aufschrecken, voller neuer Ideen.

Hier einige andere berühmte Anhänger des Nickerchens:

- *Leonardo da Vinci* machte mehrere Nickerchen am Tag und schlief nachts weniger.
- *Thomas Edison* schämte sich angeblich für seine Gewohnheit, täglich Nickerchen zu machen, behielt sie aber bei.
- *Eleanor Roosevelt* schlief, bevor sie Reden halten musste, um sich selbst einen Energieschub zu geben.
- *John F. Kennedy* aß mittags im Bett und schlief dann.
- *John D. Rockefeller* schlief jeden Nachmittag in seinem Büro.
- *Winston Churchill* meinte, dass er durch sein Nachmittagsschläfchen am Tag doppelt so viel erledigt bekäme.

2. Brain Food

Auch wenn ich kein Ernährungsberater bin, diese »Top-10-Liste des Brain Food« von der BBC-Webseite ist es wert, hier aufgenommen zu werden.

1. Vollkorn
2. Öliger Fisch/ Leinsamen
3. Heidelbeeren
4. Tomaten*
5. Bestimmte B-Vitamine (B6, B12 und Folsäure)
6. Schwarze Johannisbeeren
7. Kürbiskerne
8. Brokkoli*
9. Salbei
10. Nüsse

[* Lerne in *Anpflanzen* von Alice Holden, wie du dein eigenes Gemüse anbauen kannst.]

Ganze Körner mit niedrigem GI (glykämischer Index), die Glukose nur langsam in den Blutkreislauf abgeben, wie Kornbrot, Hafer, brauner Reis und braune Nudeln, sorgen für eine gleichmäßige Energieversorgung des Gehirns mit Glukose. Essenzielle Fettsäuren und Vitamine sind wichtig für eine gesunde Gehirnfunktion. Forschungen haben gezeigt, dass solche Nährstoffe den Alterungsprozess des Gehirns verlangsamen, die geistige Beweglichkeit verbessern und den Gedächtnisverlust verringern können.

Wenn du also das nächste Mal dein Gehirn mit Lesestoff und Lernmaterial versorgst, vergiss nicht, ihm auch einen gesunden Gehirnsnack zu geben.

Falls du Schwierigkeiten hast, dich von ungesunden Snacks zu lösen, probiere mal Folgendes: Der Forscher Brian Wansink hat herausgefunden, »dass es sehr wahrscheinlich ist, dass wir das Erste essen, was wir im Schrank sehen.« Stelle also die gesunden Sachen nach vorne und die weniger gesunden nach hinten in den Schrank (oder schon im Laden zurück ins Regal).

Es käme dir nie in den Sinn, Pflanzen im Garten zu haben und sie nicht zu gießen, aber oft vergisst du, dich selbst zu gießen. Da dein Körper zu 60–70 Prozent aus Wasser besteht, ist es vielleicht nicht verkehrt, deinem inneren Garten genauso viel Pflege zukommen zu lassen. Die Mayo-Klinik in den USA empfiehlt Männern, täglich rund drei Liter Wasser zu sich zu nehmen, Frauen rund 2,2 Liter. Dehydrierung hat nicht nur Durst zur Folge, sie beeinträchtigt auch dein Denkvermögen. Das Trinken von Wasser kann dir helfen, weniger zu essen und dein Gewicht besser unter Kontrolle zu halten.

Dein Blut und deine Zellen transportieren mehr Sauerstoff, wenn sie gut hydratisiert sind, was bedeutet, dass du mehr Energie hast! Dein Gehirn arbeitet besser und deine Haut sieht besser aus.

Trinkst du genug Wasser?

Rezept für einen Power-Drink

Der folgende Power-Drink wurde von Dr. Kamlesh erfunden, einem ayurvedischen Arzt. Er empfiehlt dieses nahrhafte Getränk zum Frühstück. Die Mandeln sind hervorragend für das Gehirn. Die trockenen Früchte versorgen dich bis zum Mittag mit reichlich Energie. Durch das Einweichen werden sie leichter verdaulich, ohne dabei etwas einzubüßen.

Zutaten: 5 Mandeln, 1 große trockene Feige, 1 oder 2 Datteln (wenn möglich Medjool-Datteln); ein paar Nüsse (z. B. Cashew oder Pistazien), ein paar Safran-Fäden, ein paar Tropfen Rosenwasser.

Zubereitung: Am Vorabend die Mandeln und die restlichen Zutaten in zwei getrennten Schüsseln einweichen. Am Morgen die Mandeln schälen – was nach dem Einweichen über Nacht leichter geht. Die Datteln entkernen und alle Zutaten zusammen in den Mixer geben, danach den Safran hinzufügen und das Einweichwasser, bei Bedarf zusätzliches Wasser (die Konsistenz sollte aber ziemlich dickflüssig bleiben). Vor dem Servieren einige Tropfen Rosenwasser zugeben.

3. Mehr Bewegung

Viele Hirnareale werden aktiviert, während und nachdem wir Sport machen. Nicht zufällig kommen uns einige unserer besten Ideen beim Radfahren oder auf einem langen Spaziergang.

»Wenn wir Sport machen, erhöhen sich Blutdruck und Durchblutung überall im Körper, auch im Gehirn«, schreibt Justin Rhodes, Associate Professor für Psychologie an der University of Illinois, in der Zeitschrift *Scientific American*. »Mehr Blut bedeutet mehr Energie und Sauerstoff, was unser Gehirn leistungsfähiger macht.«

In *On Form* berichten Jim Loehr und Tony Schwartz, dass die Canada Life Assurance Company festgestellt hat, dass 63 Prozent der Teilnehmer an einem Fitnessprogramm während ihres Arbeitstages körperlich entspannter, weniger müde und geduldiger waren. Rund 47 Prozent gaben an, aufmerksamer zu sein, ein besseres Verhältnis zu Vorgesetzten und Mitarbeitern und mehr Freude an der Arbeit zu haben.

Gräme dich also nicht, sondern bewege dich! »Wenn man Sport macht, sinkt auch die Wahrscheinlichkeit von Depressionen«, schreibt die Neurowissenschaftlerin Maria Lindskog.

Gretchen Reynolds, die auch für das Well Blog der *New York Times* schreibt, sagte in einem Interview: »Die ersten zwanzig Minuten der Bewegung bringen die meisten gesundheitlichen Vorteile. Zwanzig Minuten am Tag machen einen wirklich gewaltigen Unterschied für die Gesundheit aus und reduzieren das Risiko einer ganzen Reihe von Krankheiten, insbesondere Diabetes, Herzkrankheiten und Demenz, sowie Krebs.«

Ob du läufst, Rad fährst, spazieren gehst oder Yoga machst, denke daran, dass du es nicht stundenlang machen musst, um eine Wirkung zu erzielen. Wenn Sport zu einer weniger entmutigenden Aufgabe wird, kann eher eine Gewohnheit daraus werden.

Hier sind drei Empfehlungen, wie du dich ohne großen Aufwand öfter bewegen kannst:

1. **Benutze die Treppe** – verabschiede dich von Aufzügen und Rolltreppen.
2. **Geh mehr** – warum nicht mal ein Meeting im Gehen abhalten?
3. **Steh mehr** – hast du schon ausprobiert, an einem Stehpult zu arbeiten?

4. Mehr Pausen

Manchmal ist die beste Art der Fortbewegung das Innehalten.

Manchmal können wir am besten weiterkommen, wenn wir anhalten.

Ruhe ist das beste Mittel, wieder zu Energie zu kommen. So wie wir im Schlaf Neunzig-Minuten-Zyklen durchlaufen, haben wir auch am Tag solche Zyklen. Wenn wir uns nicht alle neunzig Minuten ausruhen, sinkt unser Energielevel.

Hör auf, bis spät zu arbeiten

Komm früh zur Arbeit. Gehe pünktlich. Hör auf, ein Märtyrer zu sein. Bis spät zu arbeiten bedeutet, dass du deine beste Arbeit für deine schlechteste opferst. Nachdem mein erstes Kind geboren wurde, fing ich an, den Arbeitsplatz pünktlich zu verlassen, eine Woche später hatten es alle akzeptiert, und es passierte gar nichts Schreckliches!

Hör mit der Verherrlichung von viel Arbeit auf

Dauernd viel zu tun zu haben, ist nicht gut für die Arbeit. Und die Verherrlichung der dauernden Betriebsamkeit ist nicht gut fürs Leben. Wenn man dauernd beschäftigt ist, kann man so tun, als arbeite man die ganze Zeit, während man eigentlich nur Arbeitszeit füllt. Deine besten Ideen kommen dir nicht, wenn du beschäftigt bist. Das nächste Mal, wenn du sagen willst: »Ich hab gerade zu viel zu tun«, halte inne … und atme tief ein. Oft hat das Gefühl, viel beschäftigt zu sein, mit Vermeidung zu tun. Du lenkst dich von etwas dir Unangenehmem ab. Vielleicht lenkst du dich ja auch davon ab, dass du das, was du tust, gar nicht mehr gern tust. Wenn du etwas gefunden hast, was du mit echter Leidenschaft tust, dann ist es eine Freude, viel zu tun zu haben – wohlgemerkt: nicht viel beschäftigt zu sein.

Redepausen

Eine der effektivsten Arten, Energie zu verbrauchen, ist zu viel zu reden. Auf Yoga-Retreats ist es üblich, lange Zeit in Stille zu verbringen. Es erlaubt dir nicht nur, in dich zu gehen, sondern dir wird auch klar, wie oft wir reden, um einfach nur eine sozial unangenehme Stille zu vermeiden. Versuche, weniger zu sprechen und mit den ausgewählten Worten mehr zu sagen.

Denkpausen

Wir alle haben jeden Tag Tausende von Gedanken. An wie viele erinnerst du dich? Wie viele sind einfach nur gewohnheitsmäßig, unnütz oder sogar schädlich?

Wie der tibetische Buddhist Sogyal Rinpoche sagt: »Unser Problem ist, dass wir uns übermäßig dem Nachdenken hingegeben haben. Das Ergebnis sind seelische und körperliche Krankheiten. Viele tibetische Ärzte haben auf die weite Verbreitung von Störungen in der modernen Welt hingewiesen, die auf Störungen des Pranas oder der inneren Luft zurückzuführen sind, die durch zu viel Unruhe, Sorgen und Ängste – und das Denken – verursacht werden, neben der Geschwindigkeit und Aggressivität, die unser Leben bestimmen. Was wir wirklich brauchen, ist einfach nur Frieden. Darum kann es auch eine so wunderbare Pause für uns sein, wenn wir für einen kurzen Moment einfach nur sitzen, ein- und ausatmen und unsere Gedanken und Gefühle zur Ruhe kommen lassen.«*

Unnötige Gedanken und Worte sind wie ein tropfender Wasserhahn. Aus dem Hahn scheint nicht viel Wasser zu entweichen, aber nach einem Tag ist es zusammen genommen eine Menge. Wenn wir den Tag über zu viel denken und reden, sind wir abends oft erschöpft. Versuche, die Aufmerksamkeit von deinen Gedanken auf deinen Atem zu lenken. Nimm die Pausen zwischen den Atemzügen wahr. Wenn sich dein Atem beruhigt, beruhigt sich auch dein Geist. Wenn du gegen deine Gedanken nicht ankommst, schenke den Lücken zwischen den Gedanken Beachtung. In ihnen findest du Ruhe.

5. Positiv Denken

Dr. Barbara Fredericksson sagt über ihr Buch *Die Macht der guten Gefühle. Wie eine positive Haltung Ihr Leben dauerhaft verändert*: »Negativität führt zu gesundheitsschädlichen negativen Emotionen – wie Wut, Verachtung, Depression –, die sich dann im ganzen Körper ausbreiten. Man kann die schwelende Bitterkeit im Magen spüren, durch steigenden Blutdruck und sich verhärtende Nacken- und Schultermuskeln.«

Ein Verhältnis positiver Gedanken zu negativen von drei zu eins scheint ein Schwellenwert zu sein, ab dem Menschen offenbar in der Lage sind, weit mehr zu erreichen, als sie bislang für möglich hielten. Auf Fredericksons Liste positiver Emotionen findet man unter anderem **Dankbarkeit, Gelassenheit, Interesse, Hoffnung, Stolz, Vergnügen** und **Inspiration**.

* Quelle: Sandra Pawulas Blog AlwaysWellWithin.com

Wenn du mehr Zeit darauf verwendest, diese positiven Gefühle wahrzunehmen und wertzuschätzen, wirst du dein Energielevel auch halten können. Unser Gehirn ist so verdrahtet, dass es offener für negative Erfahrungen ist als für positive. Um dieser »negativen Verzerrung« entgegenzuwirken, empfiehlt der Neuropsychologe Rick Hanson, die positiven Erfahrungen für mindestens 15–20 Sekunden festzuhalten und zu genießen, damit sie mehr Zeit haben, sich im Gedächtnis zu verankern. Du könntest versuchen, dich jeden Abend vor dem Einschlafen an eine davon zu erinnern.

Und als Letztes: unterschätze nie die Macht der Musik. Nichts kann deine Laune schneller aufhellen als der richtige Track – dieses Buch gäbe es gar nicht ohne The Black Keys, Radiohead, Grizzly Bear und The National (um mich in Schwung zu halten) und Joan As Police Woman, Lou Rhodes und Joni Mitchell (um mir Ruhe zu schenken). Welche Musik erfüllt und unterstützt dich?

Ein besserer Tag?

Um noch einmal auf den Anfang des Kapitels zurückzukommen: Wie könnte Richards Tag aussehen, wenn er einige dieser Ratschläge befolgen würde?

Der Wecker klingelt um 6.30, nicht um 7 Uhr. Richard steht auf und geht duschen. Er zieht die Kleidung an, die er sich am Abend rausgelegt hat und geht nach unten. Er trinkt eine Tasse heißes Wasser mit einer Zitronenscheibe, um die Verdauung anzuregen, und setzt sich dann fünf Minuten hin und atmet achtsam, um in seine Mitte zu kommen. Er isst ein gesundes Frühstück: Porridge, Nüsse und Samen mit einer Tasse Tee. Er fragt seine Frau und seine Kinder, wie ihr Tag aussieht. Als er aus dem Haus geht, denkt er: »Bin ich dankbar!«

Auf dem Weg zum Bahnhof setzt er seine Schritte bewusst und nimmt sie einzeln wahr, so wie auch die Umgebung, Gerüche und Geräusche. Auf der Zugfahrt hört er den Podcast seiner Lieblingscomedy und trifft zu früh und guter Laune im Büro ein. Er macht am Vormittag immer wieder Pausen, um sich zu dehnen, zu gehen, bewusst zu atmen und Wasser zu trinken. Am Mittag geht er eine Runde achtsam an der frischen Luft spazieren und kehrt irgendwo für ein leichtes Mittagessen ein. Den Nachmittag hindurch macht er jede Stunde für fünf Minuten Pause, um sein Energieniveau hoch und seine Kreativität wach zu halten. Das letzte Meeting des Tages setzt er als eines im Gehen an, um der Besprechung etwas schwierigerer Themen einen geselligeren Rahmen zu geben.

Er verlässt die Arbeit um 18 Uhr (Wenn die Agentur wirklich daran interessiert ist, dass er sein Potenzial voll ausschöpft, weiß man dort, dass er sich erholen muss!). Er liest auch auf der Rückfahrt nicht die Zeitung, sondern ein neues Nischenmagazin, das ihm empfohlen wurde. Als er um 19 Uhr zu Hause ankommt, zieht er sich für fünf Minuten in sein Zimmer zurück, um herunterzukommen und den Stress ganz von sich abfallen zu lassen, um sich dann umzuziehen und mit seiner Familie zu Abend zu essen.

Nachdem er seinen Kindern Gutenachtgeschichten vorgelesen hat, schaut er sich gemeinsam mit seiner Frau eine Folge seiner Lieblingsserie auf Netflix an.

Um sich auf eine erholsame Nacht vorzubereiten, nimmt er ein Bad bei Kerzenschein und liest noch ein bisschen im Bett, bevor er das Licht ausmacht. Er erinnert sich an etwas, für das er dankbar ist und atmet dann tief ein und aus, um zu entspannen und gut einzuschlafen.

Was du dir merken solltest

1. Gut schlafen.
2. Gut essen.
3. Regelmäßig Wasser trinken.
4. Dreimal wöchentlich für mindestens 20 Minuten Sport machen.
5. Häufiger ausruhen.
6. Sich auf das Positive konzentrieren.

Atemübung 1: Kapalabhati

Kapalabhati (wörtlich: Leuchten des Schädels) bezeichnet eine Atemübung, bei der mit einer schnellen Folge starker Ausatmungen die Lunge von verbrauchter Luft gereinigt wird, das Nervensystem stimuliert und Spannung abgebaut wird.

Setze dich aufrecht auf einen Stuhl oder in den Schneidersitz. Atme zunächst dreimal tief ein und aus, zur Vorbereitung. Dann ziehe deinen Bauch tief ein, während du ausatmest. Wiederhole das im Sekundentakt, um in einen schnellen Rhythmus zu kommen. Halte den Atem nicht an. Du wirst automatisch und unbewusst zwischen den Ausatmungen einatmen. Konzentriere dich nur auf das stoßweise Ausatmen. Wenn es dir schwerfällt, leg eine Hand auf den Bauch und drücke während der Ausatmungen leicht auf die Bauchdecke. Deine Bauchmuskulatur mag ihre Zeit brauchen, um schnell genug reagieren zu lernen. Diese Übung ist nur möglich, wenn du die Bauchatmungsübung aus Kapitel 1 bereits beherrschst.

Atme zuerst zwanzigmal aus, atme dann tief ein und halte den Atem für 30 Sekunden, wenn möglich. Das ist eine Runde. Mache drei solcher Runden. Du kannst die Wiederholungen von 20 auf 30 auf 40 auf 60 steigern. Du kannst auch lernen, den Atem länger zu halten. Sei aber nicht zu ehrgeizig. Langsame Fortschritte sind die besten.

Atemübung 2: Der Sonnengruß

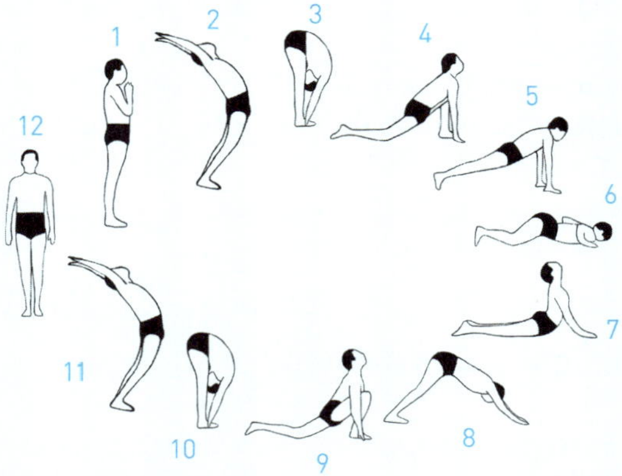

Beim Sonnengruß werden 95 Prozent deiner Muskeln beansprucht. Wenn er als eine fließende Bewegung im Gleichklang mit der richtigen Atmung ausgeführt wird, ist er das perfekte Mittel, dem Körper Energie zu geben.

Eine Runde des Sonnengrußes besteht aus zwei Wiederholungen. Im ersten Durchlauf ist in den Positionen 4 und 9 der rechte Fuß vorne, im zweiten der linke. Die Hände ruhen in den Positionen 3 bis 10 auf einer Stelle. Versuche, den Atem mit den Bewegungen zu koordinieren. Fange mit 4 Runden an und steigere dich, bis du 12 Runden schaffst.

1. Stehe aufgerichtet, die Füße fest nebeneinander, die Hände vor der Brust in der Gebetshaltung. Achte darauf, dass dein Körpergewicht gleichmäßig verteilt ist. Atme aus.
2. Schiebe die Arme beim Einatmen nach oben und beuge den Oberkörper nach hinten, schieb die Hüften nach vorn, die Beine bleiben gerade. Entspanne den Nacken.
3. Beim Ausatmen aus dem Becken nach vorn unten in die Vorbeuge klappen. Lege die Handflächen flach auf den Boden, die Fingerspitzen ausgerichtet wie die Zehen. Beuge bei Bedarf die Knie.

4. Mache beim Einatmen mit einem Bein einen Ausfallschritt nach hinten, das Knie geht auf den Boden. Beuge dich zurück und blicke nach oben, hebe dein Kinn.
5. Halte den Atem, zieh dein anderes Bein nach hinten.
6. Senke beim Ausatmen die Knie Richtung Boden, dann die Brust, dann die Stirn, während du die Hüfte oben hältst und auf den Zehen bleibst.
7. Senke beim Einatmen die Hüfte, strecke die Zehen flach auf dem Boden aus und beuge dich nach hinten. Halte die Beine nah beieinander und die Schultern unten. Blicke nach oben und zurück.
8. Gehe beim Ausatmen wieder auf die Zehen, hebe dein Becken und bilde mit dem Körper ein umgedrehtes »V«. Versuche, die Fersen und den Kopf nach unten zu bringen und die Schultern nach hinten.
9. Gehe beim Einatmen in einen Ausfallschritt und stell den linken (oder rechten) Fuß zwischen die Hände. Das andere Knie ruht auf dem Boden, blicke nach oben wie bei Position 4.
10. Ziehe beim Ausatmen dein anderes Bein nach vorne und beuge den Oberkörper nach unten, die Handflächen ruhen auf dem Boden wie in Position 3.
11. Ziehe beim Einatmen und Aufrichten die Arme nach vorne, dann noch oben und hinten über den Kopf. Beuge langsam den Oberkörper oberhalb der Taille nach hinten, wie in Position 2.
12. Nimm während des Ausatmens langsam wieder eine aufrechte Position ein und bringe die Arme an den Seiten des Oberkörpers nach unten.

Die Organisation Sivananda International Yoga Vedanta hat mir freundlicherweise das Sonnengrußdiagramm zur Verfügung gestellt hat. Auf Sivananda.org gibt es einige ausgezeichnete Materialien zum Thema Yoga. Auf DoBreathe.com findest du zusätzliche Videoanleitungen.

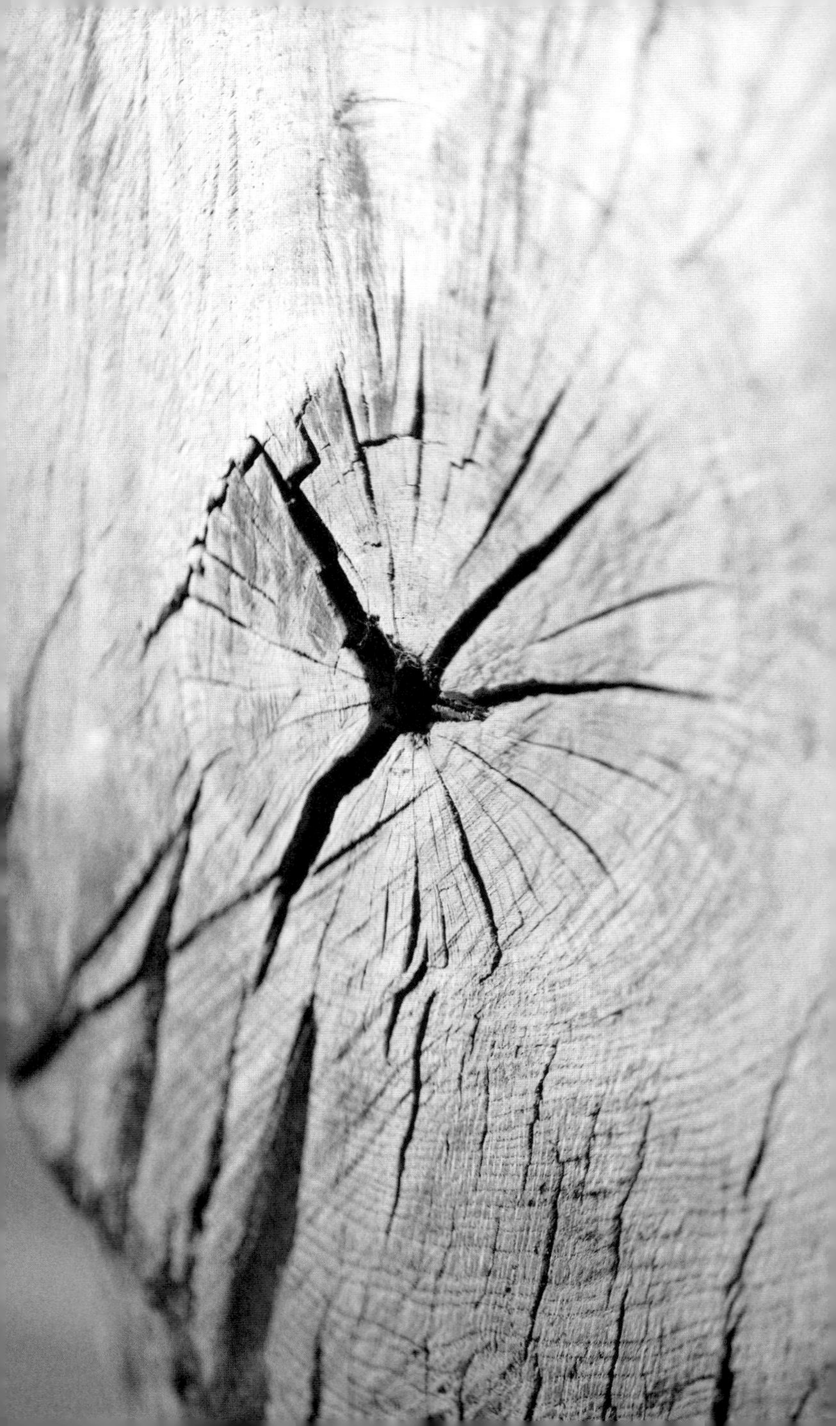

6
Fokus

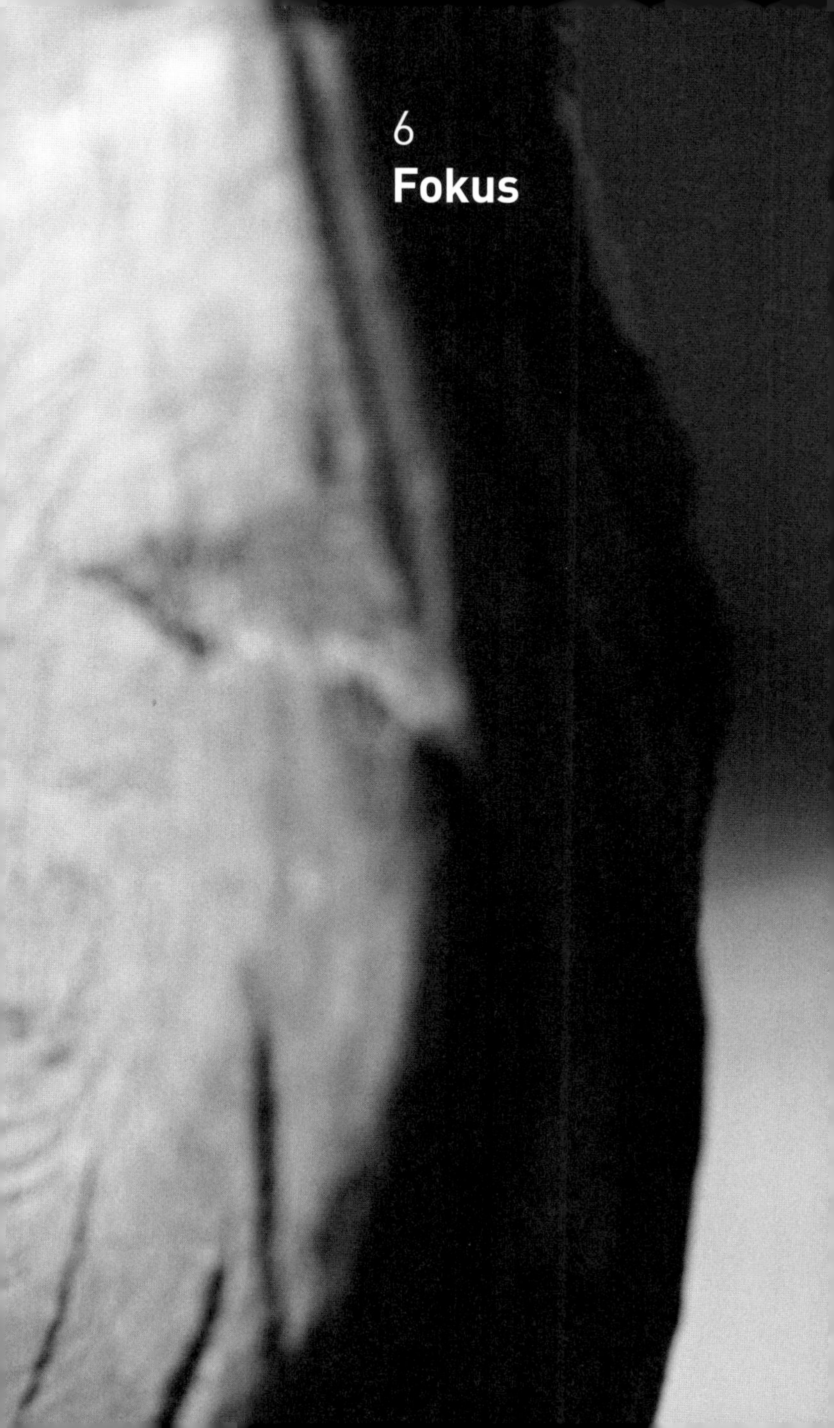

Tu, was du kannst,
mit dem, was du hast,
wo du bist.

Theodore Roosevelt

Wir haben jetzt gelernt, im Alltag achtsamer zu werden, wir haben Energiereserven angelegt. Lass uns jetzt schauen, worauf du deine Aufmerksamkeit richtest und wie unser Atem uns dabei helfen kann, uns zu fokussieren.

Wir stellen uns das Fokussieren häufig als die Fähigkeit vor, die Aufmerksamkeit ganz auf eine Sache zu richten. Die wirkliche Kraft des Fokus kommt aber erst zum Tragen, wenn diese eine Sache mit einem größeren Ziel und Zweck im Einklang steht. Wenn du dich also auf etwas konzentrierst, dann achte darauf, dass es das Richtige ist. Du willst keine Leiter hochsteigen, nur um festzustellen, dass sie am falschen Gebäude lehnt. Überlege dir ganz genau, worauf du deine Konzentration richten möchtest.

Paul McCartney antwortete einmal auf eine Frage nach der Beziehung zu seiner Frau Linda: »Ich bin der Weitwinkel, und sie ist der Zoom.« Für mich ist »Fokus« beides. Die Fähigkeit, mit dem Zoom an eine bestimmte Aufgabe heranzugehen und dabei gleichzeitig nicht den größeren Zusammenhang aus den Augen zu verlieren. Man könnte das einen informierten Fokus nennen, einen intentionalen Fokus, im Gegensatz zu einem obsessiven und engen. Diese negative Seite des

Fokus – wenn wir zum Beispiel von einem Videospiel besessen sind – nennt man Hyper-Fokus. Lass uns sehen, ob du einen gesünderen Fokus entwickeln kannst.

Was ist dir wichtig?

Als der Designer Frank Chimero gefragt wurde: »Wie behält man den Fokus (auf die Arbeit, Träume, Ziele, das Leben)«, war seine einfache Antwort: »Du machst eine Sache nach der anderen«. Auf seinem Blog *43 Folders* hat Merlin Mann, Autor und Star meines Lieblings-Podcasts *Back to Work*, das mit der Formel präzisiert: »Schritt null: tu es gern.«

Wenn du dich dauernd ablenkst, gibt es dafür vielleicht gute Gründe. Vielleicht machst du nicht, was du wirklich machen willst. Bevor du dich also fokussierst, frage dich: Ist mir die Sache überhaupt wichtig?

Eine Art, herauszufinden, wie wichtig dir etwas ist, ist die Frage: Womit würde ich aufhören, um das hier tun zu können? Vielleicht solltest du etwas anderes loslassen, um dich auf etwas fokussieren zu können. Was wäre bei dir auf der »*Not* To-do«-Liste?

Wie Mann schreibt: »Werde Herr deiner Ablenkungen, widerstehe umständlichen halben Maßnahmen und glaube keine Sekunde, dass Systeme zur Steigerung deiner Produktivität, Space Pens oder eine neue Schreib-App, die New-Age-Musik spielt, während du auf eine leere Seite im Vollbildmodus starrst, dir jemals beibringen werden, deine Aufgaben zu priorisieren. Das liegt ganz bei dir. Also: nimm etwas ernst. Das ganze ›Fokus‹-Ding wird sich dann, wie du so erleichtert wie zweifellos feststellen wirst, auf wundersame Weise ganz von selbst ergeben.«

Seien wir ehrlich. Die meiste Zeit sind wir mit den Gedanken überall. Und vor langer Zeit wussten Yogis genau darüber alles.

Der Geisteszustand der Yogi

Das Wort Yoga bezeichnet sowohl das Ziel (Selbstverwirklichung) als auch den Weg dorthin (die Übungen und Praxis).

Nach Patanjalis Yogasutra, einem der alten Schlüsseltexte, ist das Ziel des Yoga die »Beruhigung des Geistes«: Chitta Vritti Nirodha. Auf dem Weg dorthin macht er fünf Zustände des Geistes aus. Tausende von Jahren später können wir uns immer noch mit ihnen identifizieren.

1. **Zerstreut** (Kshipta) – Du fühlst dich instabil, unruhig und zerstreut. Deine Gedanken sind überall. Das ist der unangenehmste Zustand, in dem man sich befinden kann.
2. **Matt** (Mudha) – Du fühlst dich matt, träge, niedergeschlagen und vergesslich. Du willst nichts machen und fühlst dich faul.
3. **Abgelenkt** (Vikshipta) – Du kannst dich nur kurz konzentrieren. Dein Geist »springt umher wie ein Affe« oder ist »laut«. In diesem Geisteszustand befinden wir uns die meiste Zeit.
4. **Fokussiert** (Ekagrata) – Dein Geist ist auf einen Punkt gerichtet, fokussiert, konzentriert. Wenn der Geist sich in diesem Zustand befindet, sind innere und äußere Aktivitäten nicht mehr bloße Ablenkung. Der Geist ist in dem Moment ganz präsent.
5. **Ruhig** (Nirodha) – Du befindest dich in einem Zustand völliger Ruhe bei klarem Bewusstsein. Der Zustand ist dem des Flow nicht unähnlich.

Alle Ratschläge in diesem Buch sind darauf angelegt, dich aus den ersten drei Zuständen in die fokussierteren und harmonischeren zu bringen, mit allen Mitteln, die es auf diesem Weg braucht.

Wie Meditation den Fokus verbessert

Eine der grundlegenden Übungen zur Verbesserung deines Fokus ist die Meditation. Der weltbekannte Neurowissenschaftler Richard Davidson von der University of Wisconsin-Madison sagt, dass die Praxis der Meditation aus wissenschaftlicher Sicht zwei wichtige Vorteile bringt:

1. Sie fördert die Fähigkeit des Gehirns, die Aufmerksamkeit von einem Fokus zum nächsten zu lenken.
2. Sie verbessert die Fähigkeit des Gehirns, Ablenkungen auszublenden.

Das sind wesentliche Aspekte der Selbstbeherrschung und Fokussierung. Am Ende dieses Kapitels findest du eine einfache Atemübung, mit der du dich in diesen konzentrierteren meditativen Zustand versetzen kannst.

»Wenn du einfach nur dasitzt und zuschaust, bemerkst du, wie ruhelos dein Geist ist«, sagte Steve Jobs zu seinem Biographen Walter Isaacson. »Wenn du dann versuchst, ihn zu beruhigen, macht es das erst mal nur schlimmer, aber mit der Zeit wird er tatsächlich ruhiger, und wenn das eintrifft, öffnet sich deine Wahrnehmung für feinere, subtilere Dinge – das ist der Moment, wo deine Intuition aufblüht, du die Dinge klarer zu sehen und stärker in der Gegenwart zu leben beginnst. Dein Geist verlangsamt sich, und der Augenblick dehnt sich enorm aus. Du kannst viel mehr sehen als vorher. Es ist eine Disziplin, man muss sich darin üben.«

An mir selbst konnte ich ein symbiotisches Verhältnis von besserer Organisation und stärkerem Fokus in meinem Alltag und meiner Meditationspraxis feststellen. Je mehr ich meditierte, desto organisierter wurde mein Leben, was wiederum meiner Meditation zugutekam.

Der Regisseur Martin Scorsese sagt über seine Erfahrung mit der Meditation: »Ich meditiere seit einigen Jahren. Es ist schwer zu beschreiben, wie sich das auf mein Leben ausgewirkt hat. Ich kann es nur in ein paar einzelne Worte fassen: Ruhe, Klarheit, Ausgewogenheit und – manchmal – Erkenntnis. Es macht einen großen Unterschied.«

Ob dir die Idee der Meditation zusagt oder nicht, sie ist auf jeden Fall sinnvoll, wenn du deinen Fokus finden und Dinge geregelt kriegen willst.

Vereinfachen oder erschweren?

Es gibt einen guten Trick, die Ablenkungen des Alltags zu reduzieren. Versuche, es zu erschweren, den Dingen nachzugehen, die du nicht machen willst und die Dinge möglichst leicht zu machen, auf die du dich eigentlich konzentrieren willst. In Kapitel 2 hatte ich empfohlen, die Benachrichtigungen auf dem Handy und dem Computer abzuschalten und ablenkende Apps in Ordner zu verschieben. Keine Pawlow'sche Glocke mehr, die den Appetit für Ablenkungen anregt. In Kapitel 5 hatte ich den Rat gegeben, ungesundes Essen weiter hinten im Schrank aufzubewahren und gesünderes weiter vorne. Um stärker zu fokussieren, solltest du so viel wie möglich ausblenden. Aus den Augen, aus dem Sinn – alles, von deinem Telefon, deinem Computer, deinem Geist bis hin zu der Situation, in der du dich gerade befindest. Sende deinem Gehirn ein Signal, dass es Zeit ist, sich zu konzentrieren, indem du deine Kopfhörer aufsetzt und deine Lieblingsmusik anmachst, um voll in der Sache aufzugehen. Es sei denn, du meditierst bereits regelmäßig und hast keinen Bedarf mehr für solche Lebenstricks.

Vertrödele nicht deine Tage

Wir alle verschwenden viel Zeit. Minuten, mal Stunden oder ganze Tage. Verschwendest du deine Zeit? Ist dir überhaupt bewusst, womit du sie verbringst?

1. **Miss die Zeit.** Notiere ein paar Wochen lang jede halbe Stunde in dein Tagebuch, was du gerade machst. Beginne ein Tagebuch mit täglichen Einträgen und sei ehrlich. Es ist der einzige Weg, herauszufinden, wie die Realität deines Lebens derzeit wirklich aussieht. Ich benutze die App Rescue Time (Mac), um festzuhalten, womit ich meine Zeit vor dem Laptop verbringe.
2. **Analysiere die Ergebnisse.** Erstelle aussagekräftige Kategorien und trage alles ein. Sei so spezifisch oder allgemein, wie du es für nötig hältst. Es hängt von deiner Arbeit ab, was du jeden Tag machst und was du ändern willst.
3. **Plane deine neuen Tage.** Nachdem du einen klaren Blick auf deine aktuelle Realität gewonnen hast, kannst du sie jetzt besser planen. Es gibt keinen objektiv richtigen oder falschen Weg, das einzige Kriterium ist, ob er dich deinen Zielen näherbringt.

Einige Ratschläge, wie man sich bei der Arbeit besser konzentrieren kann

Dustin Moskovitz, Mitbegründer von Facebook und CEO von Asana, einer App für die Verwaltung von Teamprojekten und -aufgaben, hält in seinem Kalender den Mittwoch völlig frei von Terminen, um ohne Unterbrechung Zeit für die Arbeit an Projekten zu haben.

Jack Dorsey, CEO von Square und Twitter, organisiert sich so, dass er jedem Tag der Woche ein eigenes Thema zuordnet. Montag: Managementmeetings;

Dienstag: Produktentwicklung; Mittwoch: Marketing und Kommunikation; Donnerstag: Entwickler und Partnerschaften; Freitag: Unternehmenskultur und Vision.

Merlin Mann nimmt Anrufe immer donnerstags entgegen. Wenn er neue Kontakte knüpft, kann er so direkt einen Anschlussanruf vereinbaren.

Michael Acton Smith, Gründer von Mind Candy, hat in seinem Do-Vortrag einen großartigen Ratschlag gegeben, um mangelnder Konzentration bei der Arbeit entgegenzuwirken, mit dem Satz: »Die Hauptsache ist, dass die Hauptsache die Hauptsache bleibt.«

Der Künstler James Victore, der das Cover dieses Buches entworfen hat, sagt: »Der Morgen ist klüger als der Abend.« Da stimme ich zu! Wenn ich Führungskräfte coache, ist einer meiner häufigsten Ratschläge, den Morgen frei zu halten, um zu denken und zu arbeiten, und ihn nicht mit Meetings zu füllen.

Die Pomodoro-Technik

Eine der effektivsten Techniken, um an etwas ohne Ablenkungen oder Unterbrechungen zu arbeiten, ist die in den achtziger Jahren von Francesco Cirillo entwickelte Pomodoro-Technik.

Sie dient dazu, die Konzentration zu verbessern und dabei gleichzeitig die Sorge um die Zeit abzustellen, einfach durch den Einsatz einer Pomodoro-Küchenuhr, einem tomatenförmigen Kurzzeitwecker. Mittlerweile gibt es sie natürlich als App – ich benutze sie oft.

Jeder Arbeitsschub mit der Pomodoro-Technik kann in fünf einfache Schritte eingeteilt werden:

1. Formuliere die Aufgabe, die du erledigen willst.
2. Stelle den Pomodoro-Wecker auf 25 Minuten.

3. Bearbeite die Aufgabe, bis der Wecker klingelt. (Das Ticken kann ziemlich hypnotisch wirken, auf eine gute Art.)
4. Mache eine kurze Pause (5 Minuten).
5. Mache nach jeweils drei oder vier Pomodoros eine längere Pause.

Du kannst mit dieser Technik auch das Maximum aus deinem neunzigminütigen Ultradian-Rhythmus herausholen, zu dem wir im nächsten Kapitel kommen.

Lass deinen Geist auch mal umherschweifen

Der umherschweifende Geist kann manchmal auch genau richtig für die Entwicklung neuer Denkweisen sein.

Kreativität lebt vom unerwarteten Aufeinandertreffen von Gedanken, was häufig dann passiert, wenn wir es am wenigsten erwarten. Während es also gut ist, fokussiert zu bleiben, wenn du Dinge erledigt bekommen willst, solltest du dich nicht vor lauter Kontrolle dem Tagträumen verschließen. Da das ohnehin der natürlichere Geisteszustand ist, brauchst du vermutlich keinen Rat, wie man das macht. Werde dir nur darüber bewusst, wann es Zeit ist, diese Art der Kreativität zuzulassen und wann es Zeit ist, zu fokussieren.

Eins nach dem anderen machen

»Man kann alles machen, aber nicht alles gleichzeitig«, sagt David Allen, Autor des Bestsellers *Wie ich die Dinge geregelt kriege*. Vermeide also Multitasking. Im Grunde ist das sowieso kein Multitasking, sondern nur ein schneller Wechsel zwischen verschiedenen Aufgaben, was deine Produktivität laut Forschung um bis zu 40 Prozent senken kann. Konzentriere dich immer auf nur eine Sache. Führe sie zu Ende (oder einen vorher festgelegten Teil). Wie aber entscheidet man, welche der vielen Aufgaben man machen sollte?

Frage dich:

- Was kann ich an dem Ort erledigen, wo ich mich gerade aufhalte?
- Was kann ich mit der Zeit anfangen, die ich zur Verfügung habe?
- Was kann ich mit der Energie schaffen, die ich im Moment habe?

Sobald es dir möglich ist:

- Wie kann ich am Ende das tun, was mir wirklich wichtig ist?

Gehen wir das noch mal zusammen in Ruhe durch.

Wo bist du?

Sehen wir uns zunächst den Kontext und deine Umgebung an – dein Zuhause, dein Büro, dein Auto, Läden, ein Spaziergang … Worin liegt der Sinn, sich Gedanken darüber zu machen, was man gerade *nicht* tun kann, was man *nicht* hat, an einem Ort, an dem man nicht ist? Und doch: Wie oft legen wir uns selbst Steine in den Weg, indem wir genau das machen? Wenn du dich nicht darauf fokussieren kannst, was du genau dort tun willst, wo du gerade bist, dann musst du den Fokus verändern!

Wie viel Zeit hast du?

Wenn du nur zehn Minuten zur Verfügung hast, fange nicht mit einem großen Projekt an, falls du es nicht in kleine Einheiten unterteilen kannst, von denen die erste in zehn Minuten erledigt werden kann. Sei realistisch. Manchmal tut es der eigenen Stimmung gut, wenn man kleinere, nicht ganz so wichtige Dinge in kurzen Zeiträumen erledigt und sich so auf größere Aufgaben danach oder am nächsten Morgen vorbereitet. Denk an unser Froschessen auf S. 44.

Wie viel Energie hast du?

Wie gut du dich auf eine Aufgabe fokussieren kannst, hängt davon ab, wie viel Energie nötig ist – mentale, physische oder emotionale –, um sie zu erledigen. Wenn du gerade wenig Energie hast, überfordere dich nicht – finde weniger anspruchsvolle Aktionen, die dir zumindest etwas Schwung geben und deinem Energielevel entsprechen. Wenn du Aufgaben vor dir herschiebst, die mehr Energie erfordern, solltest du allgemein dein Energielevel überprüfen (siehe Kapitel 5).

Was ist dir wirklich wichtig?

Wenn du mit verschiedenen Optionen konfrontiert bist, dir deines Ziels aber sicher bist, und liebst, was du tust, wird dir die Entscheidung leicht fallen. Wenn du an dieser Stelle aber ins Stocken gerätst, empfehle ich dir das Buch *Bestimmung* von David Hieatt.

> **»Der Sinn des Lebens ist, es voll auszuschöpfen, die Erfahrungen bis zum Äußersten auszukosten, begierig und furchtlos nach neuen und noch reicheren Erfahrungen zu streben.«**
>
> —
>
> Eleanor Roosevelt

Die wirkliche Kraft einer fokussierten Handlung kommt erst zum Tragen, wenn sie Teil einer Sache ist, die größer ist als du.

Atemübung: Zähle deine Atemzüge

Viele Leute haben Schwierigkeiten mit dem Meditieren. Sie versuchen es entweder zu verbissen oder lassen sich durch die Zerstreutheit ihres Geistes entmutigen. Diese einfache Atemübung kann dir dabei helfen, einfacher in einen meditativen Zustand zu gelangen. Zuerst fällt das Zählen dir vielleicht schwer, und du schweifst ab. Wenn das passiert, schätze einfach, wo du aufgehört hast und mache da weiter. Du übst, zu fokussieren.

Versuche, mit jedem Mal dem Ziel ein Stück näher zu kommen, die Übung bis zum Ende durchzuführen.

Suche dir einen relativ ruhigen Ort, wo du fünfzehn Minuten ungestört sein kannst. Setze dich aufrecht und mit geradem Rücken hin und schließe die Augen.

Die Übung hat vier Phasen:

- **Phase 1**
  Zähle still deine Atemzüge beim Ein- und Ausatmen,
  von 50 abwärts:
  50 beim Ausatmen, 49 beim Einatmen,
  48 beim Ausatmen, 47 beim Einatmen ... bis 20.
- **Phase 2**
  Zähle weiter, aber nur wenn du ausatmest,
  und achte dann auf das Einatmen, ohne zu zählen:
  20 beim Ausatmen, achte auf das Einatmen,
  19 beim Ausatmen, achte auf das Einatmen ...
  runter bis null.
- **Phase 3**
  Nimm dein Ein- und Ausatmen ein paar Minuten
  achtsam wahr.
- **Phase 4**
  Sitze einfach nur da, mit deinem Atem, ohne jede
  Anstrengung. Sei einfach. Das ist Meditation.

Dinge, die man sich merken sollte

1. Meditiere!
2. Du wirst dich natürlich leichter konzentrieren können, wenn du etwas tust, was dir wirklich wichtig ist.
3. Eine Sache nach der anderen tun.
4. Schalte regelmäßig ab, um dir Tagträumereien zu gönnen.
   (Warnung: Das wird wahrscheinlich beim Versuch passieren, Nr. 1 zu machen.)

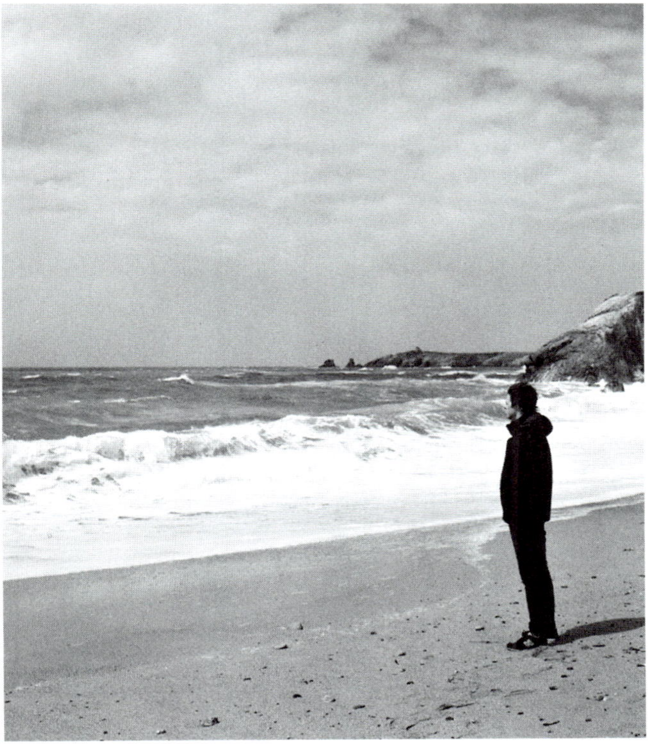

VOLLBRINGEN

7
Flow

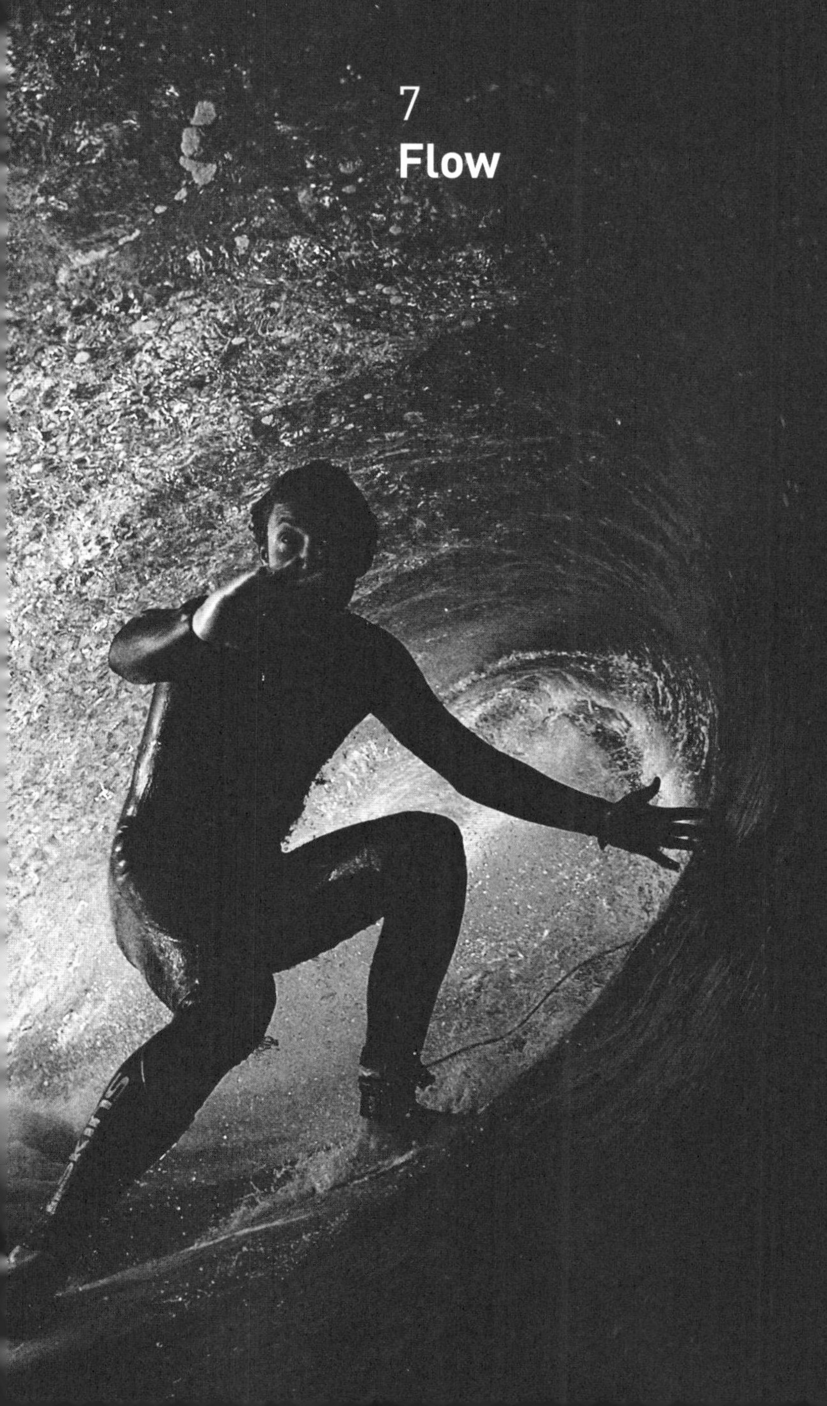

Ein lebender Körper ist kein fester Gegenstand,
sondern ein fließendes Ereignis,
wie eine Flamme oder ein Whirlpool.

Alan Watts

Wenn jemand sagt: »Go with the Flow, schwimme mit dem Strom«, mag sich das etwas defätistisch anhören. Nimm alles so hin, akzeptiere es, wie es ist, sträube dich nicht gegen das Unvermeidliche. Als Mihály Csíkszentmihályi* in den siebziger Jahren über »Flow« schrieb, bezeichnete er damit jedoch einen Zustand höchster Leistungsfähigkeit und ganz sicher nicht die Haltung, sich mit den Dingen einfach abzufinden. Eine über zehn Jahre von McKinsey durchgeführte Studie fand beispielsweise heraus, dass Führungskräfte fünfmal produktiver sind, wenn sie im Flow sind.

Ein Effekt des Im-Flow-Seins ist das Erlebnis von »Gipfelerfahrungen« – »seltene, aufregende, ozeanische, tief bewegende, berauschende, erhebende Erfahrungen, die eine erhöhte Form der Wahrnehmung von Realität erzeugen und sogar mystisch und magisch in ihrer Wirkung sind«.

Flow kann sich aber auch auf Momente starker Präsenz beziehen, neben der gesteigerten Leistungsfähigkeit. Das plötzliche Gefühl, eins mit dir selbst und deiner Umgebung zu sein. Darüber hinaus gibt es fern-

* Mihály Csíkszentmihályi ist emeritierter Professor für Psychologie an der University of Chicago und gilt als herausragender Wissenschaftler auf dem Gebiet des Flow-Erlebens.

östliche Vorstellungen vom Fluss des Universums, und Physiologen erforschen die fließende Natur unserer Körper. Warst du schon mal im Flow? Vielleicht warst du es, ohne es zu merken.

Im Allgemeinen sind wir selten im Flow. Wenn man zufällige Stichproben macht, sind die meisten Leute gerade entweder gelangweilt oder gestresst – nicht im Flow. Unsere Arbeitsumgebungen sind dem Zustand des Flow alles andere als zuträglich. Ständige Unterbrechungen, seien sie elektronisch oder physisch, machen die Sache noch schwerer. Der Risikoanleger James Slavet sagt auf forbes.com: »Studien haben gezeigt, dass es jedes Mal, wenn ein Flow-Zustand unterbrochen wird, fünfzehn Minuten dauert, um wieder in den Flow zu kommen – wenn man es überhaupt schafft.«

In diesem Kapitel werden wir uns sowohl mit der Psychologie des Flow – und dem Flow-Kreislauf – als auch mit seiner Physiologie beschäftigen, wenn unser Atem und unsere Herzfrequenz völlig im Gleichklang sind, was zu einem Zustand der Kohärenz führt, den Leute, die Spitzenleistungen erbringen, auch als den ›Flow-Zustand‹ bezeichnen.

Die Psychologie des Flow

Sehen wir uns zunächst an, was angewandte Psychologen unter dem Konzept des Flow verstehen.

Der Flow-Channel

In den Flow kommt man, wenn man etwas als eine Herausforderung und Anstrengung empfindet, aber gerade so die nötigen Fähigkeiten hat, damit umzugehen. Wenn die Anforderung zu hoch ist, bekommt man Angst. Wenn die Anforderung zu niedrig ist, langweilt man sich. In der Praxis ist der Weg in den Flow ein sich zwischen diesen beiden Grenzen hindurchschlängelnder Pfad.

Die Bedingungen für den Flow

Webseitenbetreiber und Spielentwickler messen den Erfolg ihrer Arbeit an der Zeitspanne, die sie ihre Nutzer im Flow halten können. Schnell können deren Absichten aber rein kommerziell sein und nicht im Interesse der Menschen, die auf diese Weise manipuliert werden, was manchmal als die »dunkle Seite des Flow« bezeichnet wird.

Auch ich sehe das nicht ohne Sorge und hoffe, dass du deinen Flow für wichtigere Anliegen nutzen wirst – die Welt wird es dir danken.

Owen Schaffer, der bei Mihály Csíkszentmihályi studiert hat, zählt die Bedingungen auf, die es für diesen flüchtigen Zustand braucht:

- Wissen, was man tun will.
- Wissen, wie man es tut.
- Wissen, wie gut man es macht.
- Wissen, wohin man geht (falls es auch um Navigation geht).
- Hohe Anforderungen.
- Große Fähigkeiten.
- Keine Ablenkungen.

Genau so gehe ich sowohl meinen Yoga-Unterricht als auch mein Coaching an. Ich versuche nicht nur, meine Klienten und Kursteilnehmer in den Flow-Zustand zu bringen, sondern auch mich selbst. Die Punkte sind auch zentral für meine Atem-App Breathe Sync®; dazu später mehr.

Der Prozess des Flow

Jamie Wheal, Geschäftsführer des Flow Genome Project, skizzierte in seinem TedX-Vortrag von 2013 die vier Phasen des Flow-Zyklus:

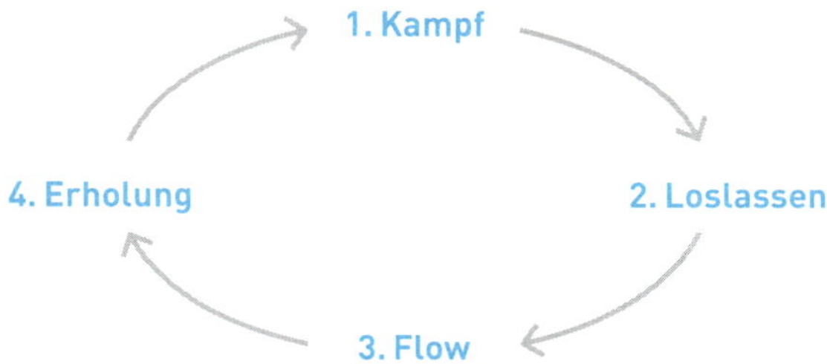

1. Kampf

Dein Weg in den Flow beginnt mit dem Kampf. Du fühlst dich herausgefordert, aber auch unter Stress. Viele geben hier schon auf. Darum habe ich das Kapitel 3 geschrieben, Mut. Du musst in die Tiefe gehen. Es besteht das Risiko des Scheiterns und du fühlst dich unwohl. Wenn du das durchstehen kannst, bist du auf dem Weg zum Flow. Eine wesentliche Bedingung ist, persönlich wachsen zu wollen, um die Hindernisse als zu bewältigende Herausforderungen begreifen zu können.

2. Loslassen

Hier lässt du los und vertraust ganz dir selbst. Keine leichte Aufgabe. Du hast die Fähigkeiten, du musst nur entspannen und zulassen, dass du dein Bestes gibst.

3. Flow

Aaaah. Du bist ganz da.

4. Erholung

Die Phase kann sich ernüchternd anfühlen. Wie in den vorherigen Kapiteln erwähnt, brauchst du aber Ruhephasen, du musst wieder zu neuen Kräften kommen.

Der Flow der Spitzenleistungen ist kein andauernder Zustand. Wenn du dich nicht vollständig erholst, bevor du wieder mit diesem Zyklus beginnst, wirst du den Kampf am Anfang nicht schaffen.

Wie fühlt sich Flow an?

Flow ereignet sich, wenn eine Reihe von Dingen zusammenkommen:

- Du fühlst dich ganz anwesend.
- Dein Sein und Tun sind eins.
- Dein innerer Kritiker ruht.
- Du spürst ein Gefühl der Kontrolle.
- Dein Zeitempfinden ist aufgehoben.
- Du fühlst dich wertvoll.

Wenn du die Übungen aus den vorherigen Kapiteln gemacht hast, wirst du vielleicht schon ein Flow-Erlebnis gehabt haben. Wenn nicht, wirst du es bald haben!

Csíkszentmihályi nennt das Erleben des Flow »autotelisch«, was er so erklärt: »›Autotelisch‹ ist ein Begriff, der sich aus zwei griechischen Worten zusammensetzt: *auto* (selbst) und *telos* (Ziel). Üben wir eine autotelische Tätigkeit aus, so tun wir etwas um seiner selbst willen, weil es das Hauptziel ist, dies zu erleben.« Diese Beschreibung ähnelt der Vorstellung des Karma Yoga, das auf S. 43 erwähnt wurde.

Beispiele von Leuten im Flow

Die folgenden Beispiele stammen aus dem Klassiker *Flow* von Csíkszentmihályi.

Eine Tänzerin beschreibt, wie sie sich fühlt, wenn ihre Vorstellung gut läuft: »Deine Konzentration ist vollständig. Deine Gedanken wandern nicht herum. Du denkst an nichts anderes: du bist total von deinem Tun absorbiert ... Deine Energie fließt sehr leicht. Du fühlst dich entspannt, angenehm und energievoll.«

Ein Bergsteiger erklärt, wie er sich beim Klettern fühlt: »Man ist dermaßen in der Tätigkeit drinnen (sic), dass einem kein von der unmittelbaren Tätigkeit unabhängiges ›Ich‹ in den Sinn kommt … Man sieht sich selbst nicht getrennt von dem, was man tut.«

Eine Mutter, die das Zusammensein mit ihrer kleinen Tochter genießt, sagt: »Lesen gehört zu ihren Lieblingsbeschäftigungen, und wir lesen oft zusammen. Sie liest mir vor, und ich lese ihr vor, und dann verliere ich den Kontakt zum Rest der Welt. Ich bin völlig in das vertieft, was ich tue.«

Ein Schachspieler beschreibt ein Turnier: »… die Konzentration ist wie das Atmen – man denkt nie daran. Das Dach könnte einstürzen, und man würde es – falls es einen nicht direkt trifft – nicht bemerken.«

Die Philosophie des Flow

Die fernöstliche Tradition des Tao geht auf das wegweisende Buch *Tao te king* von Laotse zurück. Die Übersetzung des Wortes Tao ist nicht einfach, auch wenn es im Westen oft mit »Weg« oder »Fluss des Universums« übertragen wird. In seinem Do-Vortrag von 2012 spricht William Rosenzweig, Mitautor von *The Republic of Tea: How an Idea Becomes a Business* und Gründer von Physic Ventures, über das »Wu Wei« als die Kunst des Handelns durch Nichtstun. Er zitiert Laotse: »Übe das Nichtstun und alles fügt sich zum Guten« – und erklärt darauf die vier Arten des Nichtstuns als:

1. Bewusst nicht handeln – Geduld haben.
2. Stille – einen ruhigen Ort in sich selbst finden.
3. Mühelosigkeit – der Flow, der sich einstellt, wenn man es nicht versucht.
4. Etwas ohne Sorge um das Ergebnis tun.

Das klingt nun fast wie das genaue Gegenteil dessen, was wir gerade über die Psychologie des Flow gelernt haben, aber er betont hier nur die Phase vor dem Flow im Flow-Zyklus und die Bedeutung des Loslassens.

Rosenzweig selbst praktiziert die Kunst des Nichtstuns auf fünf Arten:

1. Abschalten – mache das Internet aus und entferne dich vom Stromnetz.
2. Sitzen – sitze einfach und sei.
3. Im Garten arbeiten – nähre die Erde.
4. Hören – auf achtsame Weise.
5. Geben – von Herzen.

Der Flow lässt uns das erleben, was William als »das Wunder, das Rätsel und den Sinn des Lebens« bezeichnet.

Um zu handeln, musst du nichts tun. Um zu geben, musst du empfangen. Um einzuatmen, musst du ausatmen.

Die Physiologie des Flow

Im Anschluss an die Forschung zu unseren Schlafzyklen (zirkadiane Rhythmen) wurden ähnliche Zyklen (ultradiane Rhythmen) für unsere Arbeitstage beobachtet. Zu wissen, wann du tätig sein und wann du dich ausruhen solltest, kann einen großen Unterschied nicht nur im Hinblick auf dein Wohlergehen, sondern auch auf deine Leistungen machen.

Wenn du nicht alle 90 Minuten eine Pause einlegst, wird deine Produktivität nachlassen. Ernest Rossi bezieht sich in seinem Buch *20 Minuten Pause* auf diese Ruhephasen als »ultradiane Heilungsreaktion«.

Variabilität der Herzfrequenz

Eine Möglichkeit, deine Energie im Tagesverlauf zu messen, ist die Aufzeichnung deiner Herzfrequenzvariabilität (HRV). Diese Messung der Herzaktivität wird beim Stressmanagement in Führungsebenen, der Kardiologie und der Sportwissenschaft angewendet und gibt einen guten Überblick über Energieniveaus und Vitalität. Dein Herz hat einen Rhythmus – es wird dauernd schneller und langsamer, auch jetzt gerade. Tatsächlich hat ein gesundes Herz eine hohe Variabilität – was ein Zeichen dafür ist, dass die Stress- und Entspannungsreaktionen gesund sind. Die Dynamik deines Herzens ermöglicht es dir, mit den Herausforderungen des Lebens effektiv umzugehen. Wenn die Variabilität gering ist, bist du entweder gestresst, müde oder krank.

Die HRV kam als Mittel der Stressmessung in der russischen Weltraumbehörde zum ersten Mal 1961 bei Juri Gagarin zu Einsatz, dem ersten Mann im All. Die HRV gibt nicht nur Auskunft darüber, ob du gestresst bist oder nicht, sie lässt auch Rückschlüsse auf die Hirnfunktionen und die Lebenserwartung zu. Damit kann auch gemessen werden, ob Babys bei der Geburt unter Stress stehen.

Kohärenz

Wenn dein Atemrhythmus mit deinem Herzrhythmus im Gleichklang ist, befindest du dich in einem sogenannten kohärenten Zustand. Laut Dr. Alan Watkins: »Kohärenz ist im Wesentlichen die biologische Untermauerung dessen, was Leute, die Höchstleistungen erbringen, den ›Flow-Zustand‹ nennen: ein Zustand maximaler Effizienz und höchster Effektivität, in dem Körper und Geist eins sind.«

Dieser Zustand stellt sich nach Phasen gleichmäßigen und rhythmischen Atmens ein, dem sogenannten kohärenten Atmen. Einen Überblick über die Vorteile des kohärenten Atmens verschafft dir die folgende Tabelle.

	Flaches, unregelmäßiges Atmen	Kohärentes Atmen
Körper	Unwohl	Wohl
Geist	Ängstlich	Ruhig
Muskeln	Angespannt	Entspannt
Durchblutung	Schlecht	Gut
Lernen	Schwierig	Natürlich
Schlaf	Unruhig	Erholsam

Breathe Sync®

Bis vor kurzem waren die Technologien für die Schulung in diesen Techniken teuer und nur wenigen Spezialisten bekannt. Die iPhone-App Breathe Sync®, die ich zusammen mit meinem alten Schulfreund Simon Wegerif (der auch einer der weltweit führenden HRV-Experten ist) entwickelt habe, soll sie jedem zugänglich machen, der sie braucht.

Breathe Sync® verwendet die iPhone-Kamera, um den Herzrhythmus einer Person zu messen, und erstellt dann einen personalisierten Atemrhythmus, um den Benutzer zu zentrieren und zu entspannen, indem der Rhythmus auf seine individuelle Herzfrequenzvariabilität abgestimmt ist.

Wenn du nach dem Aufwachen für eine Minute auf die App gehst, ermittelt sie deinen Wellbeing-Quotienten® (WQ), der dir einen Überblick über deinen aktuellen physiologischen Zustand gibt. Eine zweiminütige Breathe Sync®-Anwendung kann helfen, Körper und Geist zu zentrieren und zu fokussieren, eine dreiminütige oder längere führt zu tiefer Entspannung.

Die App wird von den Nutzern dafür verwendet, sich mental auf Meetings vorzubereiten, sich am Ende eines anstrengenden Tages zu entspannen, ihren Blutdruck zu senken oder besser zu schlafen. Lass mich wissen, ob es bei dir funktioniert.

Yoga und Flow

Du hast also die Möglichkeit, neueste Technologien dafür zu nutzen, in den Flow zu kommen, aber auch Yoga und Meditation können dich in diesen kohärenten Zustand versetzen. Wie Csíkszentmihályi sagt: »Die Ähnlichkeiten zwischen Yoga und Flow sind groß; es ist sogar sinnvoll, sich Yoga als eine sehr sorgfältig geplante Flow-Aktivität vorzustellen. Beide zielen darauf ab, ein freudiges, sich selbst vergessendes Einssein durch Konzentration zu erreichen, die wiederum durch Körperdisziplin erreicht wird.«

Atemübung 1: Kohärentes Atmen

Benutze Breathe Sync® auf deinem iPhone. Alternativ kannst du auch fünf Minuten oder länger in einem regelmäßigen, beständigen Rhythmus atmen (beim Ein- und Ausatmen jeweils bis fünf zählen, das sollte ein angenehmer Rhythmus sein).

Atemübung 2: Abwechselnd durch die Nasenlöcher atmen

Deine HRV wird besonders durch eine Technik verbessert, die als wechselseitige Nasenatmung bezeichnet wird. Sie kann dabei helfen, einen fokussierten, ruhigen Flow-Zustand zu erreichen, da sie eine ausgleichende Wirkung auf das autonome Nervensystem hat. Das Atmen durch das rechte Nasenloch ist mit der sympathischen Reaktion (Kampf oder Flucht – die Stressreaktion) verbunden, das linke Nasenloch mit der parasympathischen Reaktion (Ruhe und Verdauung – die Entspannungsreaktion). Da bei den meisten von uns die sympathischen Anteile des Nervensystems übermäßig aktiv sind, bietet diese Übung eine Möglichkeit, das Gleichgewicht wiederherzustellen.

Setze dich mit geradem Rücken hin. Verschließe das rechte Nasenloch mit dem rechten Daumen und atme durch das linke Nasenloch aus. Atme durch das linke Nasenloch ein, verschließe es mit dem rechten Ringfinger und atme durch das rechte aus. Atme durch das rechte Nasenloch ein, schließe es mit dem Daumen und atme durch das linke aus.

Und noch mal.

Versuche, das drei Minuten lang zu machen und bei jedem Atemzug bis drei zu zählen. Steigere das Zählen mit der Zeit bis fünf. Sechs Atemzyklen pro Minute sind für die Physiologie der meisten Menschen optimal.

Dinge, die man sich merken sollte

1. Suche Herausforderungen.
2. Sei auf einen anfänglichen Kampf vorbereitet.
3. Mache die wichtigste Arbeit, wenn du im Flow bist.
4. Vergiss nicht, wie wichtig regelmäßige Pausen sind.
5. Atme dich in den Flow.

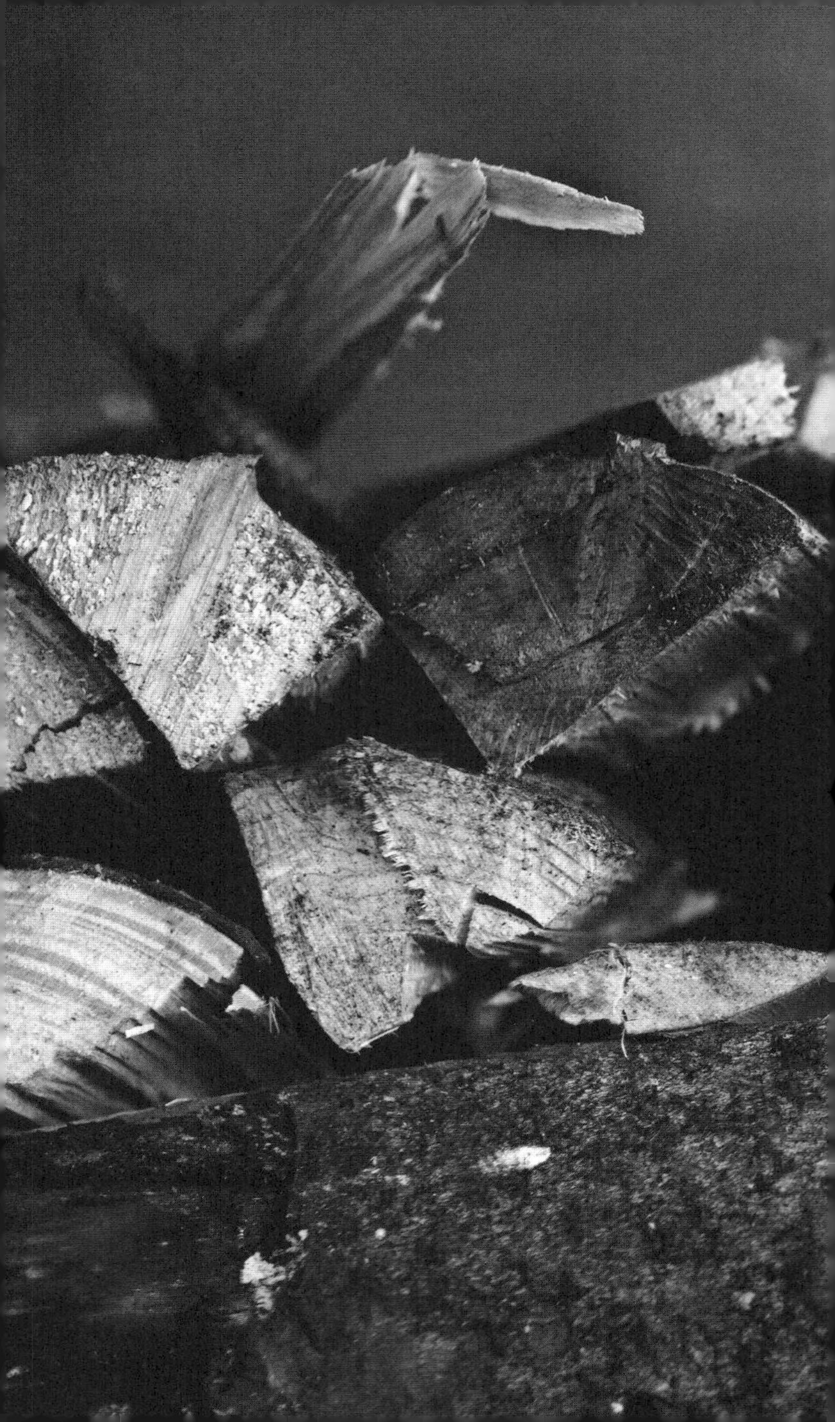

8
Gewohnheiten

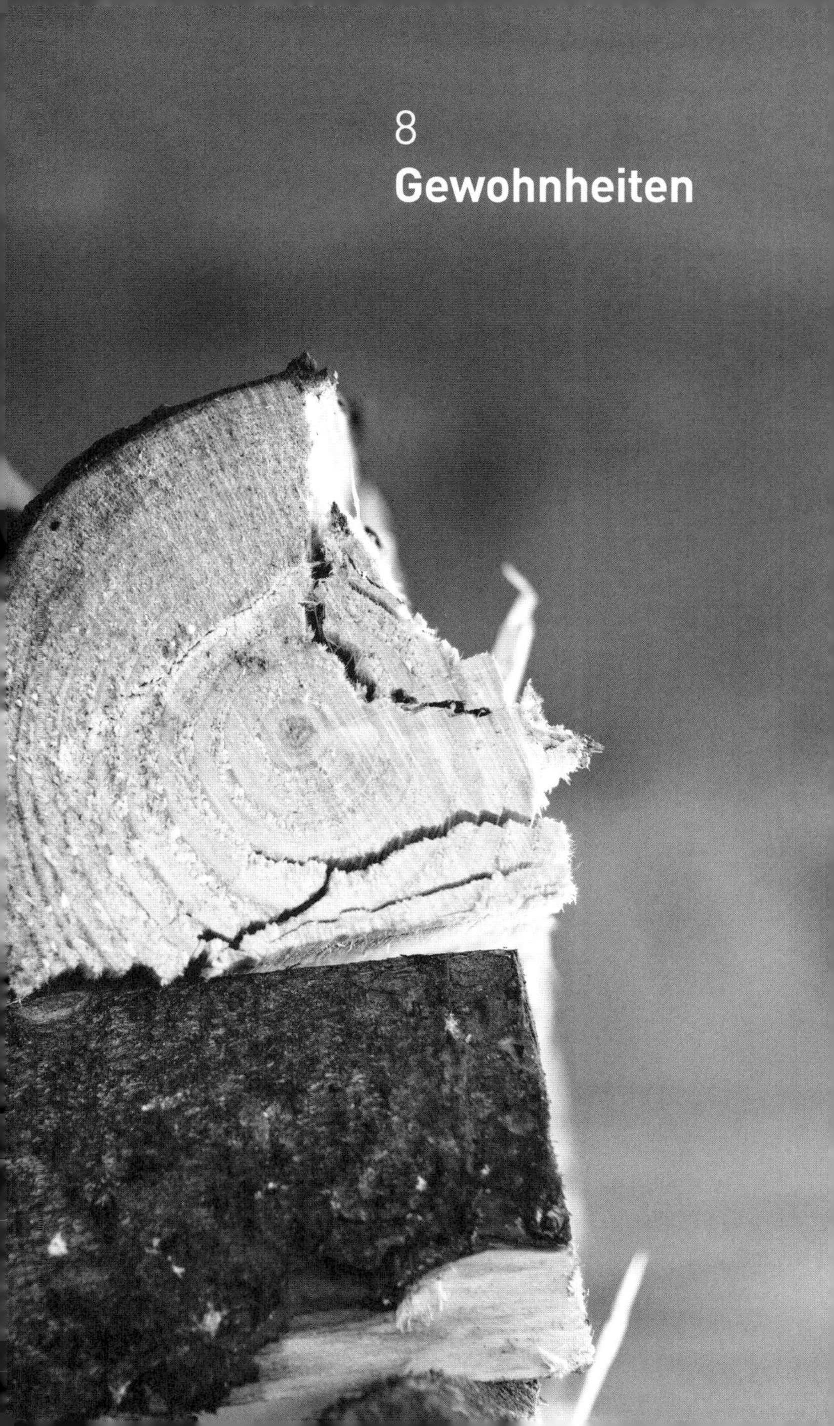

Du bist, was dein tiefstes, treibendes Begehren ist.
Wie dein Begehren ist, so ist dein Wille.
Wie dein Wille ist, so ist dein Tun.
Wie dein Tun ist, so ist dein Schicksal.

Brihadaranyaka Upanishad IV, 4.5

Wir alle sind Gewohnheitstiere. 2006 fand ein Forscher an der Duke University heraus, dass mehr als 40 Prozent der täglichen Handlungen der Menschen keinen eigentlichen Entscheidungen zugrunde liegen, sondern einfach Gewohnheiten folgen. Man könnte sich demgegenüber nun machtlos fühlen – oder aber du glaubst an deine Fähigkeit, diese Gewohnheiten zu verändern. Herauszufinden, welche Gewohnheiten gut für dich sind und welche nicht, ist der erste Schritt auf diesem Weg der Veränderung.

Als trockener Alkoholiker sollte ich eigentlich mehr darüber wissen als viele andere Menschen. Obwohl ich diese übermächtige Gewohnheit vor 20 Jahren überwunden habe (und ich hoffe stark, dass das zum Zeitpunkt des Erscheinens dieses Buches noch stimmt!), fällt es auch mir nicht leicht, neue einfache Gewohnheiten zu etablieren. Geht es uns nicht allen so?

Du wirst das Buch kaum bis hierher gelesen haben, ohne etwas in deinem Leben verändern oder verbessern zu wollen. Vielleicht geht es dir darum, wie du mit Stress umgehst, dein Leben organisiert bekommst, dich motivierter fühlen oder besser atmen kannst. Oder alles davon! Eines meiner Hauptziele ist die Veränderung unserer Gewohnheiten beim Atmen als Grundlage für die Veränderung vieler anderer unserer Gewohnheiten. Wie werden wir also schlechte Gewohnheiten los und ersetzen sie mit nachhaltigen, besseren?

Schone deine mentalen Kapazitäten

Deine Fähigkeit, Entscheidungen zu treffen, dich zu konzentrieren und Dinge zu verstehen, wird durch die verfügbaren mentalen Kapazitäten begrenzt. Eine der einfachsten Möglichkeiten, mit den begrenzten mentalen Kapazitäten sinnvoll umzugehen, besteht darin, alltägliche Tätigkeiten in Gewohnheiten zu verwandeln. Was du zum Frühstück isst, was du anziehst und wie du zur Arbeit kommst. Wenn du jeden Tag Entscheidungen über solche Dinge treffen musst, verschwendest du wertvolle mentale Energie. Wenn sie zu Gewohnheiten werden, hast du diese Energie für wichtigere Dinge zur Verfügung.

Steve Jobs nahm jeden Morgen einen schwarzen Rollkragenpullover von einem Stapel schwarzer Rollkragenpullover. Eine Gewohnheit, die keinerlei mentale Energie verbrauchte. Barack Obama hat angeblich ein ähnliches Morgenritual, in seinem Fall mit Anzügen.

Welche alltäglichen Dinge könntest du zu einfachen Routinen machen, um mentale Energie zu sparen und deine Kapazitäten zu schonen?

Alte Gewohnheiten erzeugen Trägheit – eine undurchdringliche Wand, die einen zurückhält. Neue Gewohnheiten hingegen verleihen Schwung – die Kraft zur Veränderung ist eine sehr wichtige Stärke. Aber ob du nun schlechte Gewohnheiten ablegen willst oder neue, bessere entwickeln, zuerst musst du verstehen, was eigentlich vor sich geht. Dazu brauchst du Achtsamkeit, Konzentration und Energie. Und zumindest ein grundlegendes Verständnis davon, wie sie funktionieren. Glücklicherweise ist die Mechanik der Gewohnheiten für uns bereits eingehend untersucht worden.

Die Gewohnheitsschleife

Das, was Charles Duhigg, der Autor von *The Power of Habit*, als »die Gewohnheitsschleife« bezeichnet, besteht aus drei Stufen:

1. **Auslösereiz** – ein Auslöser, der das Gehirn auffordert, in einen automatischen Modus umzuschalten, und ihm sagt, welche Gewohnheit es aktivieren sollte.
2. **Routine** – eine körperliche, mentale oder emotionale Routine.
3. **Belohnung** – die Befriedigung am Schluss.

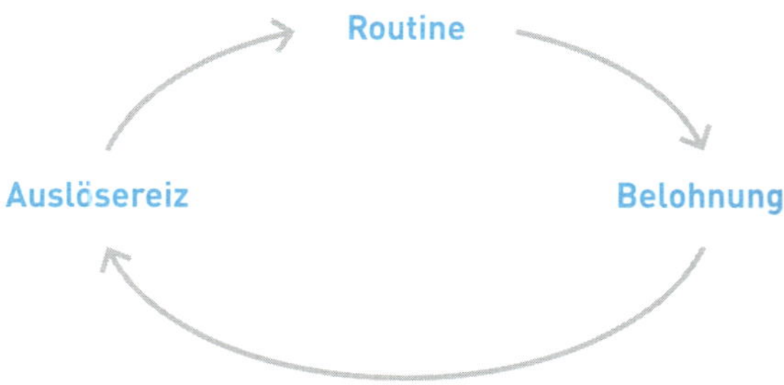

Reize und Belohnungen lassen sich nicht immer ändern, sehr wohl aber die Routinen dazwischen.

Duhigg beschreibt das an einem eigenen Beispiel. Er ging jeden Tag um 15 Uhr in die Kantine, um dort ein Stück Kuchen zu essen und nahm infolgedessen zu. Nach einer Zeit des Experimentierens wurde ihm klar, dass die Belohnung gar nicht der Kuchen war – sondern die soziale Interaktion als Folge zu lang allein verbrachter Arbeitszeit. Also änderte er seine Routine und suchte Kollegen zum Plaudern auf, wenn der Reiz (Einsamkeit oder Langeweile) einsetzte und verlor in der Folge an Gewicht.

Fallen dir schlechte Routinen ein, die du zu Gewohnheiten gemacht hast? Kannst du dir vorstellen, sie durch gute neue Routinen zu ersetzen? Wenn eine Routine ein paar Mal durchgeführt wurde, entscheidet das Gehirn, Energie zu sparen, indem die Routine automatisiert wird (was man Gewohnheit nennt). Aus diesem Grund sind wir in der Lage, mit unseren Autos von A nach B zu fahren und dabei an tausend andere Dinge zu denken, und uns danach fast wundern, dass ein unbewusster Teil von uns das Auto fuhr.

Wie ändern wir schlechte Gewohnheiten?

Identifiziere den Drang! Experimente haben gezeigt, dass fast alle gewöhnlichen Auslösereize in eine von fünf Kategorien fallen: Standort, Uhrzeit, emotionaler Zustand, andere Menschen oder unmittelbar vorangehende Handlung.

Wenn du also den Auslöser für die Gewohnheit »in die Cafeteria gehen und Schokoladenkuchen kaufen« herausfinden willst, oder welche Gewohnheit auch immer du gerade untersuchst, dann schreibe fünf Dinge auf, sobald dich der Drang überkommt:

- Wo bist du?
- Wie spät ist es?
- Wie fühlst du dich gerade?
- Wer ist sonst noch da?
- Welche Handlung ging dem Drang voraus?

Diese Auslöser können innere oder äußere sein. Äußere Reize schließen auch E-Mail- und Smartphone-Benachrichtigungen ein, innere das Bedürfnis nach sozialem

Austausch oder die Vermeidung unangenehmer Gefühle. Genau herauszufinden, was eigentlich der Auslöser für eine Gewohnheit ist, ist gar nicht so einfach. Du wirst dir diese Fragen einige Male stellen müssen, um zur richtigen Antwort zu gelangen.

Kannst du den Auslöser für eine deiner schlechten Gewohnheiten identifizieren?

Die Grundursache

In seinem Buch *Hooked* schlägt Nir Eyal vor, den in der Unternehmensberatung beliebten Ansatz der »5-W-Methode« zu benutzen, um Grundursachen herauszufinden. Taiichi Ōno, der Erfinder des Produktionssystems von Toyota und einer der Pioniere dieses Ansatzes, erklärte, die Grundlage dieser Methode sei, »fünfmal ›Warum‹ zu fragen, wodurch die Art des Problems ebenso wie seine Lösung klar werden.«

- Verstehst du zum Beispiel wirklich, was dich bei der Arbeit ärgert?
- *Warum bist du verärgert?* Weil das Projekt gescheitert ist.
- *Warum ist das Projekt gescheitert?* Weil es nicht gut geplant war.
- *Warum war es nicht gut geplant?* Weil ich überarbeitet und gestresst bin.
- *Warum bist du gestresst?* Weil ich überreagiere.
- *Warum überreagierst du?* Weil ich keine Kontrolle über meine Atmung habe.

Wäre es also vielleicht nicht besser, anstatt deinen Ärger auf das gescheiterte Projekt oder die schlechte Planung zu richten, darüber nachzudenken, welchen Einfluss deine Atmung auf dein Verhalten hat?

Ein Mangel an effektiven Stressbewältigungstechniken ist gegenwärtig die Wurzel vieler Probleme. Und gut zu atmen bildet die Grundlage erfolgreichen Stressmanagements.

Mit einem stärkeren Bewusstsein dafür, was wirklich vor sich geht, kannst du effektiver positive Routinen einführen, die deine alten Gewohnheiten auf ein Minimum reduzieren.

Der Freiraum vor der Handlung

Achtsamkeit schafft Raum, einen Ort der Ruhe, zwischen dem Auslöser und der Gewohnheit, sodass du wenigstens die Chance zur Veränderung hast.

Durch ein erhöhtes Bewusstsein für das, was vor sich geht, kannst du effektiver reagieren und neue Gewohnheiten schaffen.

> **»Zwischen Reiz und Reaktion liegt ein Raum. In diesem Raum liegt unsere Macht zur Wahl unserer Handlung.«**
>
> —
>
> Victor Frankl

Ohne Achtsamkeit	**Auslösereiz**	**Reaktion**		Alte Gewohnheit
Mit Achtsamkeit	**Auslösereiz**	**Achtsamkeit**	**Reaktion**	Neue Gewohnheit

Neue Gewohnheiten verankern

1. **Benutze bestehende Gewohnheiten als Auslöser.** Du legst deine Schlüssel und dein Portemonnaie immer an den gleichen Platz. Du machst im Auto immer das Radio an. Du putzt dir immer die Zähne vorm Zu-Bett-Gehen. Benutze diese bereits bestehenden Gewohnheiten und verbinde sie mit neuen.

2. **Mache ihre Ausführung leicht.** Wenn du jeden Morgen meditieren willst, bereite den Platz für die Meditation am Abend vorher vor. Ein Kissen, eine Kerze, Streichhölzer, eine Decke, Kleidung … Wenn du jeden Morgen eine Flasche Wasser mit zur Arbeit nehmen willst, stelle sie neben die Eingangstür, bevor du ins Bett gehst.

3. **Gehe eine Verpflichtung ein**. Schreibe das Ziel auf, das du mit der neuen Gewohnheit verfolgst. Sieh es als verbindlich an. Denke darüber nach, warum du es tun willst. Denke über die Belohnung nach, die du dir davon versprichst. Kenne dein Warum!

4. **Erzähle es einem Freund oder einer Freundin.** Wenn du deine Absicht anderen Leuten mitteilst, steigen die Chancen auf Erfolg.

5. **Schaffe neue Auslöser.** Klebe Post-its an die relevanten Orte. Vielleicht ist es auch sinnvoll, die Signaltöne an deinem Handy wieder anzuschalten, zumindest für die Zeit, in der du versuchst, die Gewohnheit zu etablieren. Ich habe auf meinem Handy eine App für Gewohnheiten und Ziele (Coach.me).

Eine Grundstein-Gewohnheit

Bestimmte Gewohnheiten können wir uns als Grundstein-Gewohnheiten vorstellen. Sie stehen am Anfang einer ganzen Kette von nachfolgenden Gewohnheiten. Gutes Atmen ist die wichtigste Grundstein-Gewohnheit überhaupt. An einem Beispiel: du fühlst dich gestresst und entschließt dich, das durch gutes Atmen zu ändern. Du fühlst dich daraufhin besser und leerst erst mal deinen E-Mail-Posteingang. Das wiederum führt dazu, dass du dich gut und aktiv fühlst und eine Liste mit wichtigen Aufgaben anlegst. Dein Selbstbewusstsein ermöglicht es dir jetzt, dieses eine schwierige Gespräch zu führen. Dein Erfolgsgefühl führt dazu, dass du dir eine Pause gönnst und dich mit einem Spaziergang im Park belohnst.

Genau wie also schlechtes Atmen eine Grundursache für viele andere Probleme sein kann, kann gutes Atmen am Anfang einer ganzen Kette von positiven Ereignissen stehen.

Versuche, diese Atemtechniken einzuführen, sodass sie neue Gewohnheiten werden können:

Auslöser	Alte Routine	Neue Routine	Belohnung
Angst	Flache Brustkorbatmung	Bauchatmung	Ruhe
Sorgen	Seufzen	Nasenlochatmung	Gefühl der Kontrolle
Unerwartetes Ereignis	Atem anhalten	Ausatmen	Entspannung
Schlaflosigkeit	Den Laptop aufmachen	Langsames tiefes Atmen	Schlaf
Zu viel Arbeit	Panik	10 achtsame Atemzüge	Konzentration
Zu viel Nachdenken	Im Kreis gehen	Deine Atemzüge zählen	Klarheit

Energiemangel	Kuchen!	Kapalabhati	Energieschub
Erschöpfung	Kaffee	Tiefes volles Einatmen	Kraft
Konzentrati-onsverlust	Zwischen Auf-gaben hin-und herspringen	Abwechselnde Nasenloch-atmung	In deine Mitte kommen
Nervosität vor Meetings	Sich grämen	Breathe Sync®	In die Zone kommen

Gutes Atmen zur Gewohnheit machen

- Atme vor jedem Telefongespräch achtsam.
- Atme achtsam vor dem Zähneputzen.
- Atme achtsam, bevor du isst.
- Atme achtsam, bevor du einschläfst.
- Atme achtsam, bevor du Auto fährst.
- Atme achtsam, bevor du schreibst.

Du kannst die Liste selbst fortsetzen …

Übung: Lege eine Liste mit neuen Gewohnheiten an, die du gerne annehmen möchtest.

Denk noch mal in Ruhe über die vergangenen Kapitel nach. Sticht irgendwas hervor, gibt es Dinge, mit denen du besondere Schwierigkeiten hast?

Schreibe neben jede Kapitelüberschrift eine einfache neue Gewohnheit, die du gern etablieren würdest. Nummeriere sie dann und beginne mit der ersten. Wenn du die erste Gewohnheit angenommen hast (manche sagen, das dauere 21 Tage, manche sagen, länger), fahre mit der nächsten fort. Und vergiss nicht: Je mehr gute Gewohnheiten du angenommen hast, desto mehr mentale Energie steht dir für die Schaffung weiterer zur Verfügung.

Was du dir merken solltest

1. Werde dir deiner Auslöser bewusst.
2. Ändere die Routinen bei schlechten Gewohnheiten.
3. Entwickle neue gute Gewohnheiten.
4. Mache alles in kleinen Schritten.

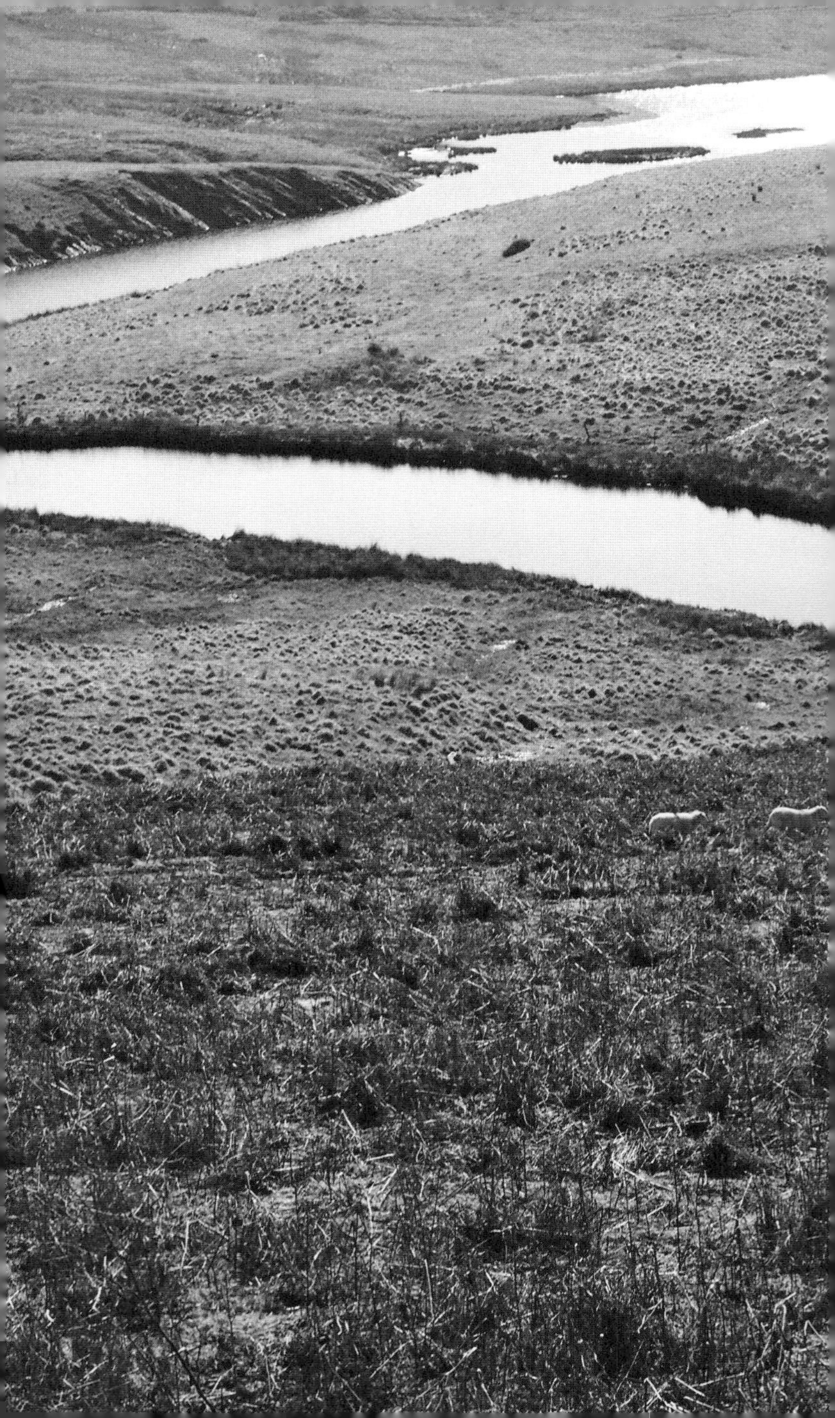

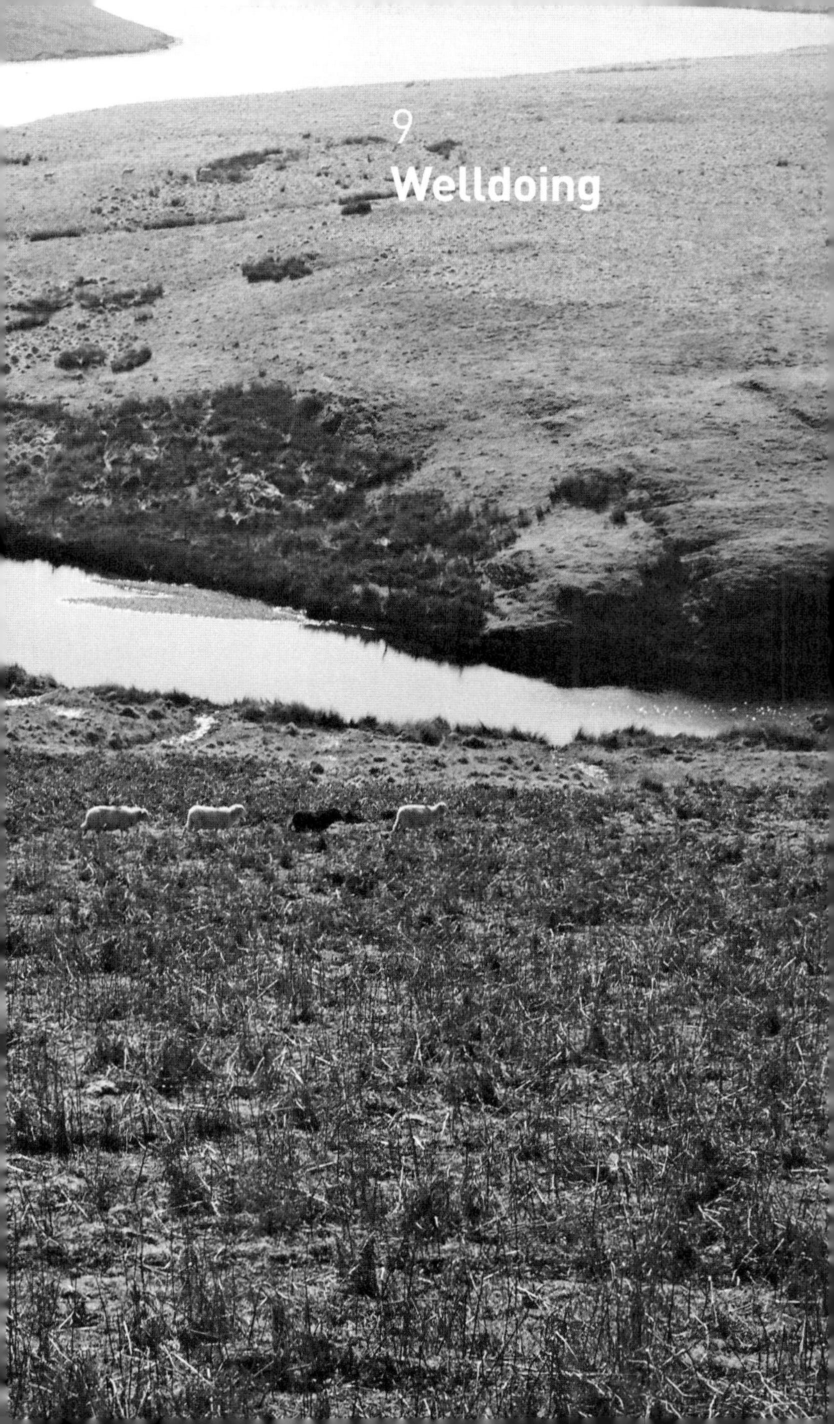

9
Welldoing

»Zu wissen, dass auch nur ein Mensch
ein leichteres Leben hatte, weil du gelebt hast –
das bedeutet, nicht umsonst gelebt zu haben.«

Ralph Waldo Emerson

Als ich die Werbewelt hinter mir ließ, um mich zum Yoga-Lehrer ausbilden zu lassen, ließ ich mich von dem Satz leiten: »Wir sind ›human beings‹, Seiende, und nicht ›human doings‹, also über unser Tun definiert.« In meinem neuen Leben war ich von Leuten umgeben, die an die Macht des Jetzt und die Bedeutung des »Wellbeing« glaubten, *Tun* hatte bei ihnen einen schlechten Ruf. Die ersten Anflüge des Wunsches, mehr zu machen verwirrten mich. Wie konnte ich mehr machen, ohne mein »Wellbeing« zu beeinträchtigen?

Ich ging diesem inneren Konflikt in den letzten Jahren nach, und mir wurde klar, dass der gleiche Kampf auch draußen in der Welt zu beobachten ist. Es hat den Anschein, dass es zwei Stämme gibt: die Seienden, die davon überzeugt sind, dass es im Leben nur darum geht, wer du bist und wie du dich fühlst, und die Macher, die meinen, im Leben ginge es darum, was du tust und erreichst.

Mittlerweile habe ich verstanden, dass im *Sein* auch ein *Tun* liegt, und im *Tun* auch ein *Sein*. Später, im Jahr 2011 habe ich für diesen integrierten Ansatz den Begriff des *Welldoing*, des Wohl-Tuns, geprägt. Er steht im Mittelpunkt meines Lebens, meiner Arbeit und dieses Buches!

Wir sind *human beings*, Seiende, und *human doings*, Tuende!

Beim *Welldoing* geht es nicht um ein Gleichgewicht – was immer voraussetzt, dass es einen idealen stabilen Gleichgewichtszustand gibt, während das Leben in Wirklichkeit als eine Vielzahl von Momenten im ständigen Wandel zu verstehen ist. *Welldoing* hat eine dynamische Balance im Sinn – die Fähigkeit, die Wellen des Lebens mit Geschick und Freude zu nehmen. Eine ähnlich subtile, aber wichtige Verschiebung ist auch in der Welt der Medizin zu beobachten. Der Begriff der »Homöostase«, mit dem die Tendenz von Systemen und Körpern bezeichnet wird, einen Gleichgewichtszustand aufrechtzuerhalten, wurde durch den der »Allostase« ersetzt, der Stabilität durch Verhaltensänderungen bezeichnet. Robert Sapolsky beschreibt diesen Prozess in *Warum Zebras keine Migräne kriegen*, seinem Klassiker über Stress, als »Konstanz durch Wandel«.

Nachts, wenn wir Körper und Geist ermöglichen, dem natürlichen Rhythmus von leichtem und tiefem Schlaf zu folgen, erholen wir uns durch diese dynamische Balance.

Tagsüber, wenn wir auf Phasen der Anstrengung Ruhepausen folgen lassen, halten wir ein höheres Energieniveau durch die dynamische Balance aufrecht.

Mit jedem Atemzug zentrieren wir uns durch die dynamische Balance, indem wir einen harmonischen und regelmäßigen Rhythmus des Ein- und Ausatmens herstellen.

Wenn ich auf mein bisheriges Leben zurückschaue, sehe ich eine ganze Reihe von Hinweisen auf diese Einsichten, die mir entgangen waren und die ich erst bei der Recherche für dieses Buch erkannt habe. Als ich nach dem Tod meines Bruders eine depressive Phase hatte, kurz vor dem Jahrtausendwechsel, gab mir jemand das Buch *You Can't Afford the Luxury of a Negative Thought* von John-Roger und Peter McWilliams. Ein Kapitel handelte von *Sein* und *Tun* und ihrer Bedeutung. Ich war damals einfach noch nicht bereit, zu verstehen, wie wichtig dieser Punkt ist, obwohl die Autoren für ihre Ausführungen eingestandenermaßen auf »Kaffeetassen-Witze« zurückgriffen:

> **Manche sagen »Machen bedeutet Sein«.**
> **Andere sagen »Sein bedeutet Machen«.**
> **Ich halte es mit Frank Sinatra:**
> **»Do, be, do, be, do«.**

Als ich später das erste Mal David Allens *Wie ich die Dinge geregelt kriege* in die Hände bekam, das mein Selbstmanagement extrem beeinflussen sollte, stellte ich fest, dass der Autor das Buch seinem spirituellen Lehrer J.R. gewidmet hatte – John-Roger, dem Mitverfasser von *You Can't Afford …*

Die Welten des Seins und Tuns verschmolzen also – was ein Ursprung von Magie ist und auch der Ursprung dieses Buches.

Eine technologisch sehr weit fortgeschrittene, uns bekannte Maschine ist unser eigener Körper-Geist-Komplex. Wenn wir uns die natürlichen Mechanismen des menschlichen Körpers zunutze machen können, verfügen wir über eine eingebaute Fähigkeit der Stressbewältigung. Indem du gut und im Einklang mit dem natürlichen Flow deines Körpers atmest, legst du die Grundlagen dafür, dein volles Potenzial ausschöpfen zu können. Wenn du dich besser organisierst und den Mut findest, deine Komfortzone zu verlassen, wirst du vom »Bekümmerten zum Krieger«, wie James Victore sagen würde. Indem du dein Leben achtsamer führst, wirst du die kleinen Dinge des Lebens mehr schätzen und den Moment mehr genießen können.

Jeder Atemzug ist eine Welle.
Jeder Herzschlag ist eine Welle.
Jeder Gedanke ist eine Welle.
Jeder und jede von uns ist eine Welle.

Alle Wellen, die sich heben und senken, sind Teile des weiten Ozeans unseres Lebens. Gleichzeitig aber führen uns Achtsamkeit und Meditation in die Tiefe dieses Ozeans. An einen Ort der Stille, des Friedens und der inneren Ruhe.

Unser Tun und unser Sein als eins.

Welldoing ist das Verschmelzen dieser gegensätzlichen Lebenserfahrungen zu einem großen, dynamischen Ganzen. Das bedeutet: alles, was wir erleben und der Welt geben können, mit Mut, Können und Liebe anzunehmen.

Um innere Ruhe und den Fokus auf die Dinge außerhalb zu finden, müssen wir eine Reihe von Strategien und Techniken erlernen, die unser Sein und Tun verbinden. Die Senkung deines Stresslevels, die Verbesserung deines Energielevels, die Fokussierung deines Geistes und deiner Aufmerksamkeit auf das, was dir wirklich wichtig ist: das sind Techniken, die dein Leben verändern können. Indem du mit diesen Ideen herumspielst und sie in dein tägliches Leben integrierst, wirst du hoffentlich auch ein wenig von der Magie spüren und die Leidenschaft, damit weiterzumachen.

Hart für etwas zu arbeiten, das uns nicht am Herzen liegt, nennt man Stress. Hart für etwas zu arbeiten, das wir lieben, nennt man Leidenschaft.

—

Simon Sinek

Es gibt eine Übung, die ich mal in einem tibetisch-buddhistischen Tempel gemacht habe, aber nicht etwa in einem abgelegenen Himalaja-Dorf, sondern in einem Reihenhaus in Seven Sisters, namens Jamyang. Von außen sah das Haus völlig normal aus. Im Inneren befand sich ein mehrfarbiger traditioneller tibetischer Tempel. Wir atmeten alle Probleme der Welt ein und liebevolle Güte aus. Mit dieser Idee im Kopf bitte ich dich, mit mir die letzte Übung zu machen, in der die Essenz aller Kapitel von *Atmen* steckt.

- Atme ein … wiederhole still die Worte *»Ich bin bewusst«.*
- Atme aus … wiederhole still *»Ich bin voller Akzeptanz«.*
- Atme ein … wiederhole still *»Ich bin ruhig«.*
- Atme aus … wiederhole still *»Ich lasse los«.*
- Atme ein … wiederhole still *»Ich bin fokussiert«.*
- Atme aus … wiederhole still *»Ich fühle mich entspannt«.*
- Atme ein … wiederhole still *»Ich spüre die Energie«.*
- Atme aus … wiederhole still *»Ich bin still«.*

Achte auf die Stille in dir, während dein Atem durch dich hindurchfließt. Das Wort Inspiration kommt von dem lateinischen Wort für »atmen«, *spirare*. Ich hoffe, dieses Buch hat dich dazu inspiriert, dir dein Wohlbefinden zu eratmen.

Breathe well. Be well. Do well. Atmen, Sein, Tun.

Eine letzte Sache noch: gib dein neu gewonnenes Wissen über gutes Atmen an eine Freundin oder einen Bekannten weiter. Es könnte auch ihr oder sein Leben verändern.

Genieße, was ist, bevor es nicht mehr ist.

—

Faustomaria Dorelli

ATME AUS …

Quellen

Bücher

Stress:
Warum Zebras keine Migräne kriegen. Robert M. Sapolsky (Piper 1998)

Energie:
20 Minuten Pause: Seelischen und körperlichen Zusammenbruch verhindern. Ernest Lawrence Rossi (Junfermann Verlag 2007)

Gesund im Streß. Eine Anleitung zur Entspannungsreaktion. Herbert Benson und Miriam Klipper (Ullstein Verlag 1982)

Die Macht der guten Gefühle. Wie eine positive Haltung Ihr Leben dauerhaft verändert. Barbara Frederickson (Campus Verlag 2011)

On Form. Jim Loehr, Tony Schwartz (Nicholas Brealey Publishing 2003)

Flow:
Flow. Das Geheimnis des Glücks. Mihály Csíkszentmihályi (Klett Cotta 2015)

Tao te king: Das Buch vom Sinn und Leben. Laotse (Nikol 2010)

Coherence. Alan Watkins (Kogan Page 2015)

Gewohnheiten:
Die Macht der Gewohnheit: Warum wir tun, was wir tun. Charles Duhigg (Berlin Verlag 2012)

Hooked: Wie Sie Produkte erschaffen, die süchtig machen. Nir Eyal (Redline Verlag 2014)

Organisation:
Wie ich die Dinge geregelt kriege. David Allen (Piper 2015)

Achtsamkeit:
Gesund durch Meditation. Das große Buch der Selbstheilung. Jon Kabat-Zinn (Fischer 2006)

Zen-Geist, Anfänger-Geist. Shunryu Suzuki (Theseus 2016)

Jetzt! Die Kraft der Gegenwart. Eckhart Tolle (Kamphausen Media 2010)

Yoga:
Das neue Yoga Buch. Sivananda Yoga Zentrum (Yoga Vidya 2003)

Leben:
Selbstbetrachtungen. Marc Aurel (Anaconda Verlag 2018)

You Can't Afford the Luxury of a Negative Thought. John-Roger, Peter McWilliams (Mary Book 1995)

Auf DoBreathe.com findest du Videos und Anleitungen für einige der Übungen aus diesem Buch.

Apps für das Tun

To do: Things, Clear

E-Mail: Spark

Kontakte: Full Contact

Kalender:
Fantastical, Calendars 5

Notizen: Drafts 4, Evernote

Dokumente: Dropbox

Gewohnheiten:
Coach.me, Balanced

Fokus: Pomodoro

Zeit: Rescue Time (Mac)

Schritte: Moves

Apps für das Sein

Entspannen und Fokussieren:
Breathe Sync®

Schlaf: Sleep Cycle

Nickerchen: Power Nap

Achtsamkeit: Breathe Sync®, Buddhify, Calm, Headspace

Podcasts

Arbeit: Back to Work

Geist: The Web Psychologist

Körper: Yogamazing

Inspiration aus dem Netz

Ian Sanders
iansanders.com

James Victore
jamesvictore.com

Sandra Bawula
alwayswellwithin.com

Maria Popova
brainpickings.org

Merlin Mann
43folders.com

Seth Godin
sethgodin.com

Do Lectures
thedolectures.com

Audio & Video

Die folgenden Downloads stehen auf DoBreathe.com zur Verfügung.

Audio:
Belly Breathing
Alternate Nostril Breathing
Full Yogic Breath
Kapalabhati

Video:
Sun Salutations
Breathe Yourself Better
Breathe Sync® Demo

Wenn du deine Erfahrungen auf Twitter und Instagram teilst, verwende gern #dobreathe.

Über den Autor

Michael Townsend Williams ist ein Macher, der auch das Sein mag. Nachdem er ein Leben des »Tuns« in der Welt der Werbung zurückließ für ein Leben des »Seins« als Yoga- und Achtsamkeitslehrer, arbeitet Michael mittlerweile an der Integration von beidem. Sein Unternehmen, Stillworks, bietet Coaching für Einzelpersonen, Teams und Organisationen in achtsamer Produktivität und Achtsamkeit an. Er ist darüber hinaus Mitgründer der iPhone-App Breathe Sync®, die deine Atmung mit deinem Herzen in Gleichklang bringt, um Stress abzubauen und die Konzentration zu verbessern. Er ist davon überzeugt, dass die Welt ruhiger werden sollte und wir wesentlich mehr erreichen würden, wenn auch wir uns beruhigten.

@mtownsendw | stillworks.org | breathesync.com

Der Übersetzer

Cornelius Reiber studierte Germanistik, Geschichte und Kulturwissenschaften. Er übersetzt aus dem Englischen, zuletzt erschien seine Übersetzung des Romans *Der Gentleman* von Forrest Leo (2017).

Dank

Der Autorin und Produzentin Moira, meiner Frau, für ihre Unterstützung und Inspiration; Dylan und Chloe, meinen Kindern, schlicht dafür, wer sie sind; Betty und Ray Williams, meiner Mutter und meinem Vater, dafür, dass sie mich zu dem gemacht haben, der ich bin; Jane Bates, meiner Schwester, für ihre Unterstützung und mein Londoner Zuhause; Faustomaria Dorelli, meiner Yogalehrerin; Paul Thorpe-Tracey, meinem Freund und Mentor; Miranda West, meiner Lektorin und Verlegerin; Clare und David Hieatt, die mich dazu inspirieren, zu tun sowohl als auch zu sein; Ian Sanders, meinem Schreibtrainer; Simon Wegerif, Mitgründer von Breathe Sync®; Stephanie Weissman, Gründerin von Inside Out (theinsideout.org.uk); Swami Kailasananda, Internationales Sivananda Yoga Vedanta Zentrum; Charlotta Martinus, Gründerin von Teen Yoga und Universal Yoga; Chantal de Gaudio, Künstlerin und Coach; Tim Drake, Mentor; Ed Haddon, Coach und Unternehmer; Barry Walsh, Coach; Mark Lawrence, meinem ersten Coach; Anne Scoular und Daniel Burke, Begleitung auf Zugfahrten und Coaches; James Victore für seinen Coverentwurf und die grundsätzliche Großartigkeit; Wilf Whitty für die Schönheit des Buches; Jonathan Cherry und Mickey Smith für ihre atemberaubenden Fotos.

Allen meinen Yogaschülern und Coaching-Klienten, Freunden und Unterstützern und Breathe Sync-Nutzern auf der ganzen Welt.

Register